Christa Buechl

Veränderungen des Serumspiegels von VEGF-A im Alkoholentzug

Christa Buechl

Veränderungen des Serumspiegels von VEGF-A im Alkoholentzug

Veränderungen des Serumspiegels von Vascular Endothelial Growth Factor (VEGF-A) bei alkoholabhängigen Patienten während des Alkoholentzugs

Südwestdeutscher Verlag für Hochschulschriften

Imprint

Any brand names and product names mentioned in this book are subject to trademark, brand or patent protection and are trademarks or registered trademarks of their respective holders. The use of brand names, product names, common names, trade names, product descriptions etc. even without a particular marking in this work is in no way to be construed to mean that such names may be regarded as unrestricted in respect of trademark and brand protection legislation and could thus be used by anyone.

Publisher:
Südwestdeutscher Verlag für Hochschulschriften
is a trademark of
Dodo Books Indian Ocean Ltd., member of the OmniScriptum S.R.L Publishing group
str. A.Russo 15, of. 61, Chisinau-2068, Republic of Moldova Europe
Printed at: see last page
ISBN: 978-3-8381-2483-4

Zugl. / Approved by: Erlangen-Nürnberg, Friedrich-Alexander Universität, Diss., 2010

Copyright © Christa Buechl
Copyright © 2011 Dodo Books Indian Ocean Ltd., member of the OmniScriptum S.R.L Publishing group

Aus der Psychiatrischen und Psychotherapeutischen Klinik
der Friedrich-Alexander Universität zu Erlangen-Nürnberg
Direktor: Prof. Dr. med. J. Kornhuber

Veränderungen des Serumspiegels
von Vascular Endothelial Growth Factor A (VEGF-A)
bei alkoholabhängigen Patienten während des Alkoholentzugs

Inaugural-Dissertation
zur Erlangung der Doktorwürde
an der Medizinischen Fakultät
der Friedrich-Alexander-Universität
Erlangen-Nürnberg

vorgelegt von
Christa Büchl
aus
Dietfurt in der Oberpfalz

Gedruckt mit Erlaubnis der
Medizinischen Fakultät der Friedrich-Alexander-Universität
Erlangen-Nürnberg

Dekan: Prof. Dr. J. Schüttler
Referent: Priv.-Doz. Dr. T. Hillemacher
Korreferent: Prof. Dr. S. Bleich

Tag der mündlichen Prüfung: **27. Oktober 2010**

in Dankbarkeit gewidmet
meiner Familie

Inhaltsverzeichnis: Seite

1. Zusammenfassung
   1.1. Deutsche Version 1
   1.2. Abstract 3

2. Einleitung
   2.1. Alkoholbedingte psychische Störungen 5
   2.2. Vascular Endothelial Growth Factor (VEGF-A) 10

3. Biologische Bedeutung des VEGF-A
   3.1. VEGF-Familie 11
   3.2. VEGF-A Rezeptoren 13
   3.3. VEGF-A Expression 15

4. Biologische Aktivitäten des VEGF-A im Nervensystem
   4.1. Neurotrophe Effekte des VEGF-A 17
   4.2. Neuroprotektive und neuroregenerative Effekte des VEGF-A 18

5. Zytokine Funktion des VEGF-A in neuralen und vaskulären Zellen 19

6. Therapieoptionen des VEGF-A
   6.1. Therapieoption bei glutamat-induzierter Neurotoxizität 20
   6.2. Therapieoption bei neurodegenerativen Erkrankungen
        und peripheren Neuropathien 23
   6.3. Therapieoption bei akuten neurologischen Dysfunktionen und der
        Autoimmunerkrankung Multiple Sklerose 24
   6.4. Therapieoption bei der Depression 24

7. VEGF-A und Alkoholerkrankungen 25

8. Stellenwert laborchemischer Parameter in der Diagnostik
   der Alkoholabhängigkeit 30

9. Hypothesen zu VEGF-A 32

10. Methodenteil 33
    10.1. Patientenkollektiv 34
    10.2. Kontrollprobanden 35
    10.3. Bestimmung des VEGF-A Spiegels 36

11. Testverfahren zur Untersuchung des Patientenkollektivs
    11.1. Messung des Alkoholcravings 38
    - Obsessive Compulsive Drinking Scale (OCDS)
    - Penn Alcohol Craving Scale (PACS)
    - Visuelle Analogskala (VAS)
    11.2. Messung der affektiven Symptome 42
    - Beck Depressionsinventar (BDI)
    - State-Trait-Anxiety Inventory (STAI I und II)
    11.3. Messung der Schwere der Alkoholabhängigkeit 45
    - Skala zur Erfassung der Schwere
      der Alkoholabhängigkeit (SESA)

12. Testverfahren zur Untersuchung der Kontrollprobanden
    12.1. Abklärung einer Alkoholabhängigkeit und
          eines Alkoholmissbrauchs 47
    - Cut down drinking-Annoyance-Guilty-Eye opener-
      Test (CAGE)
    - Alcohol Use Disorders Identification-Test (AUDIT)

12.2.	Messung der Konzentrationsleistung	48
	• Trail Making Test A und B (TMT A und B)	

13. Statistik und Auswertung   50
     13.1.   Überprüfung von Assoziationen durch
             statistische Testverfahren   50
     13.2.   **Prüfung der Hypothesen**   51

14. Zusammenfassung und Schlussfolgerungen   57

15. Literaturverzeichnis   62

16. Abkürzungsverzeichnis   80

17. Veröffentlichung   82

18. Danksagung   83

19. Lebenslauf   84

Tabellen: **Seite**

Tabelle 1: Typ I/II–Klassifikation nach Cloninger 1981   8
Tabelle 2: Einteilung des Alkoholkonsums nach Bühringer 2000   9
Tabelle 3: Vergleich charakteristischer Merkmale zwischen der alkohol-
abhängigen Patientengruppe und der gesunden Kontrollgruppe   57

Abbildungen:

Abbildung 1: VEGF-Isoformen   13
Abbildung 2: VEGF-Isoformen und ihre Rezeptoren   15
Abbildung 3: Vergleich der Serumwerte der Patientengruppe im
Alkoholentzug zu den Werten der gesunden Kontrollgruppe   52
Abbildung 4: Gruppenunterschiede der VEGF-A Serumspiegel zwischen
der bei Aufnahme alkoholintoxikierten Gruppe und
der frühabstinenten Gruppe   54
Abbildung 5: VEGF-A Anstieg der Patientengruppe im
Verlauf des Alkoholentzugs   55

1. Zusammenfassung

1.1. Deutsche Version

Hintergrund und Ziele

Das Neuropeptid Vascular Endothelial Growth Factor A (VEGF-A) ist vor allem bekannt wegen seiner Schlüsselfunktion in der Angiogenese und seiner Assoziation mit verschiedenen Tumorerkrankungen. Des Weiteren zeigten verschiedene Studien direkt neurotrophe und neuroprotektive Effekte des VEGF-A. Bei Alkoholintoxikationen wurde ebenso eine Mitbeeinflussung des VEGF-A in präklinischen Studien nachgewiesen. So wurden erhöhte VEGF-A Serumspiegel bei Mäusen nach perinataler Alkoholzufuhr berichtet. Erhöhte VEGF-A Serumspiegel könnten die Erklärung sein für die Entstehung verschiedener Folgeerkrankungen in Zusammenhang mit einer Alkoholintoxikation und/oder einer Alkoholabhängigkeit.

Methoden

Von 76 männlichen Patienten mit einer Alkoholabhängigkeit wurden nach stationärer Aufnahme mit Hilfe der ELISA-Technik die VEGF-A Serumspiegel am Tag der Aufnahme (Tag 1), Tag 7 und Tag 14 des Alkoholentzugs untersucht und mit den Serumwerten von 38 gesunden Kontrollprobanden verglichen. Außerdem wurde die Atemalkoholkonzentration (AAK) am Tag 1 gemessen und in einem strukturierten Interview die Alkoholanamnese erhoben. Psychologische Testverfahren wurden genutzt zur Abklärung der Schwere der Alkoholabhängigkeit (SESA-Skala), affektiver Störungen (BDI, STAI) und der Intensität des Alkoholcravings (OCDS, PACS). Patienten mit einer psychiatrischen Komorbidität und insbesondere mit einer Tumorerkrankung in der Anamnese oder einer Störung der HPA-Achse nahmen an der Studie nicht teil. Das Ausmaß einer Alkoholproblematik in der Gruppe der Kontrollprobanden wurde mit Screening Tests (CAGE, AUDIT-C) ebenso überprüft und eine Alkoholerkrankung bzw. eine andere psychische Störung nach ICD-10 konnten ausgeschlossen werden. Mit Hilfe statistischer Tests wurden Assoziationen analysiert.

Ergebnisse und Bewertung

Die VEGF-A Serumspiegel der alkoholabhängigen Patienten waren signifikant erhöht im Vergleich zur Kontrollgruppe am Tag 1 des Alkoholentzugs (t=2.620, p=0.010) und stiegen weiter signifikant an von Tag 1 bis Tag 14 (t=-2.693, p=0.009). Die VEGF-A Serumspiegel am Tag 14 waren des Weiteren signifikant korreliert mit dem Grad der Alkoholintoxikation bei Aufnahme (r=0.264, p=0.038). Mit Hilfe der Regressionsanalyse, wobei der VEGF-A Serumspiegel die abhängige Variable war, wurde eine signifikante Assoziation zwischen dem VEGF-A Serumspiegel am Tag 14 mit dem Grad der Alkoholintoxikation am Tag 1 und der Schwere der Alkoholabhängigkeit (SESA) nachgewiesen (F=5.252, p=0.008). Die Ergebnisse weisen darauf hin, dass der VEGF-A Serumspiegel durch eine Alkoholabhängigkeit und durch einen Alkoholentzug beeinflusst wird. Bezug nehmend auf frühere Studien könnten hohe VEGF-A Serumspiegel einen negativen Vorhersagewert haben für Erkrankungen, die im Zusammenhang mit Alkoholmissbrauch und Alkoholabhängigkeit stehen.

1.2. Abstract

Background

Vascular Endothelial Growth Factor A (VEGF-A) is primarily known of its key role in angiogenesis and its association to various forms of cancer. In recent studies direct neurotrophic and neuroprotective effects of VEGF-A are also demonstrated. Preclinical study results show a role of VEGF-A in alcohol intoxication. In particular, increased VEGF-A levels have been reported following perinatal ethanol treatment in mice, which may account for several diseases linked to alcohol intoxication and alcohol dependence.

Methods

In this study we investigated VEGF-A serum levels by enzyme-linked immunosorbent assay (ELISA) on admission (day 1), day 7 and day 14 of alcohol withdrawal in male alcohol dependent patients (n=76) in comparison to a healthy control group (n=38). Additionally, breath alcohol concentration was measured on admission and individual data were obtained in a structured interview. Severity of alcohol dependence was assessed by SESA-scale. Data regarding affective symptoms were collected by the Beck's Depression Inventory (BDI) and the State and Trait Anxiety Inventory (STAI). Intensity of alcohol craving was measured by the Obsessive Compulsive Drinking Scale (OCDS) and the Penn Alcohol Craving Scale (PACS). Patients with concomitant psychiatric illnesses and in particular patients suffering from any type of cancer or known HPA axis dysregulations were not enrolled in the study. The control group was screened for alcohol dependence and abuse using the CAGE questionnaire and the alcohol use disorder identification test (AUDIT-C). Controls were negative for alcohol abuse, alcohol dependence or other mental diseases according to ICD-10. Statistic tests were used to assess associations.

Results and assessment

VEGF-A serum levels of the alcohol dependent patients were significantly increased compared to the healthy control group on day 1 of alcohol withdrawal (t=2.620, p=0.010) and increased further significantly from day 1 to day 14 (t=-2.693, p=0.009). VEGF-A serum levels on day 14 were significantly correlated to the grade of alcohol intoxication on day 1 (r=0.264, p=0.038). Using multiple regression analysis setting VEGF-A serum levels on day 14 as dependent variable we found a significant association between VEGF-A serum levels on day 14, the grade of alcohol intoxication on day 1 and the severity of alcohol dependence measured by the SESA-scale (F=5.252, p=0.008). Our results show that VEGF-A serum levels are affected by alcohol dependence and alcohol withdrawal. With respect to former study results high levels of VEGF-A may be a negative prognostic parameter concerning diseases that are associated with alcohol abuse and alcohol dependence.

2. Einleitung

Ziel dieser Studie ist die Untersuchung hypothetischer Veränderungen des Neuropeptids Vascular Endothelial Growth Factor A (VEGF-A) bei alkoholabhängigen Patienten. Die Feststellung, dass Alkoholmissbrauch und besonders die Alkoholabhängigkeit mit Alterationen der neuronalen Plastizität, des neuronalen Wachstums und der neuronalen Übertragung einhergehen (Nutt, 1999), lässt entsprechende Veränderungen erwarten. Hintergrundinformationen zu alkoholbedingten psychischen Störungen und eine kurze Zusammenfassung über aktuelle Studienergebnisse zur biologischen Bedeutung und Funktion des VEGF-A leiten in das Thema ein.

2.1. Alkoholbedingte psychische Störungen

Alkoholbedingte psychische Störungen, insbesondere der schädliche Gebrauch und die Alkoholabhängigkeit, gehören zu den häufigsten psychischen Erkrankungen mit enormen gesundheitlichen und sozioökonomischen Auswirkungen auf die Weltbevölkerung (WHO, 2004). Alkoholabhängigkeit, -missbrauch und –konsum können ein breites Spektrum von Organerkrankungen verursachen, wobei sowohl genetische als auch Umweltfaktoren zusätzlich betrachtet werden müssen (Siegmund et al, 2002). So kann Alkoholkonsum zu Folgeerkrankungen führen in nahezu allen medizinischen Fachgebieten durch Schädigung einer Vielzahl von Organfunktionen. Zu den gesundheitlichen Folgestörungen gehören zum Beispiel diverse Krebsarten, neurologische und psychische Störungen, kardiovaskuläre und Magen-Darm-Krankheiten, perinatale Erkrankungen, Alkoholvergiftungen, Unfälle, Suizide und durch Gewalt verursachte Todesfälle (Babor et al, 2003). Das Statistische Bundesamt hat 2008 in seinem Themenheft 40 (Alkoholkonsum und alkoholbezogene Störungen) erst wieder auf den bedeutenden Risikofaktor Alkohol für Morbidität und Mortalität (Klingemann et al, 2001) hingewiesen. Die Global Burden Disease Studie der Weltgesundheitsorganisation (WHO) kommt zu dem Ergebnis, dass in industrialisierten Ländern Alkohol nach Tabak und Bluthochdruck die dritthäufigste Ursache für verlorene Lebensjahre darstellt (Themenheft 40 Gesundheitsberichterstattung des Bundes, 2008).

Laut Epidemiologischem Suchtsurvey 2006 betreiben 2 Mio. Menschen im Alter von 18–64 Jahren (3,8%) Alkoholmissbrauch und sind 1,3 Mio. Menschen dieser Altersgruppe alkoholabhängig (2,4%) (Jahrbuch Sucht 2009; Pabst et al, 2008; DSM-IV). Im Jahrbuch Sucht 2009 der Deutschen Hauptstelle für Suchtfragen e.V. (DHS) wird berichtet, dass aktuelle Analysen zu alkoholbezogenen Gesundheitsstörungen und Todesfällen in der Bundesrepublik Deutschland von jährlich 73 714 Todesfällen durch Alkoholkonsum allein oder durch gleichzeitigen Konsum von Alkohol und Tabak (74%) ausgehen. Der Anteil an alkoholbedingten Todesfällen im Alter zwischen 35 und 65 Jahren beträgt bei Männern 25% und bei Frauen 13% (insgesamt 21%) (Jahrbuch Sucht 2009; Hanke et al, 2003). Die direkten Kosten der alkoholbezogenen Krankheiten auf die Volkswirtschaft werden für das Jahr 2002 auf insgesamt 24,4 Mrd. € geschätzt (Konnopka et al, 2007). Diese Summe entspricht 1,16% des Bruttoinlandproduktes und 69,8% der Gesamtkosten wurden durch Männer verursacht (Jahrbuch Sucht, 2009).

Alkoholabhängigkeit definiert sich laut ICD-10 über das Vorhandensein von mindestens drei der folgenden psychischen und physischen Kriterien innerhalb der letzten 12 Monate vor Diagnosestellung:

- Suchtverlangen („Craving", starker Wunsch oder Zwang Alkohol zu konsumieren)
- verminderte Kontrollfähigkeit hinsichtlich des Alkoholkonsums
- körperliches Entzugssyndrom
- Toleranzentwicklung mit zunehmend höheren Trinkmengen
- einengende Verhaltensmuster zugunsten des Alkoholkonsums mit Vernachlässigung anderer Interessen
- fortgesetzter Konsum trotz eindeutig schädlicher Folgen (ICD-10, F10.2).

Der schädliche Alkoholgebrauch umfasst dagegen ein Konsummuster, das bereits zu einer tatsächlichen Schädigung der psychischen oder physischen Gesundheit des Konsumenten geführt hat, jedoch noch nicht die Merkmale der Abhängigkeit aufzeigt (ICD-10, F10.1).

Im ICD-10 wird das Suchtverlangen, das sogenannte „Craving" (engl. heftiges Verlangen, krankhafte Begierde), als erstes Kriterium der Alkoholabhängigkeit genannt (ICD-10, F10.2). Das übergroße Suchtverlangen lässt 40–60% der Alkoholkranken nach erfolgreichem Entzug innerhalb von zwei Jahren wieder zur Flasche greifen. Dabei kann man beim Craving drei Hauptgruppen unterscheiden, die mit verschiedenen Neurotransmittersystemen in Verbindung gebracht werden (Hillemacher et al, 2007).

Craving wird nach Verheul et al. unterteilt in „reward-, relief- und obsessive-craving". Patienten mit „Reward Craving" (reward, engl. Belohnung) sind gekennzeichnet durch eine hohe Sensitivität und Reaktivität auf Belohnungserleben und auf positive Verstärkung (Verheul et al, 1999). Der Konsum erfolgt in Erwartung angenehmer, positiver Alkoholwirkungen und häufig findet sich in dieser Patientengruppe eine positive Familienanamnese und ein früher Erkrankungsbeginn (Mutschler et al, 2009). Eine Dysregulation im Dopamin-Opiat-System wird vermutet und ein Zusammenhang mit einer durch Belohnungsstreben gekennzeichneten Persönlichkeit wird hergestellt (Verheul et al, 1999). Beim „Relief Craving" (relief, engl. Erleichterung/Entspannung) wird Alkohol konsumiert zur Reduktion erhöhter psychischer Anspannung oder Erregung (Verheul et al, 1999). Persönlichkeiten mit einer erhöhten Stressreaktivität sind anscheinend davon besonders betroffen und eine Störung im GABA- und Glutamat-System liegt offensichtlich vor (Verheul et al, 1999). Durch die Alkoholeinnahme resultiert eine erwartete Erleichterung (Mutschler et al, 2009). Das „Obsessive Craving" (obsessive, engl. zwanghaft) ist gekennzeichnet durch einen Kontrollverlust über sich aufdrängende Gedanken an das Trinken und zugrunde liegt vermutlich eine Dysregulation im Serotoninsystem (Verheul et al, 1999). Diese Gruppe von Patienten zeigt ein impulsives Trinkverhalten mit Kontrollverlust (Mutschler et al, 2009).

Da die Gruppe der Alkoholabhängigen kein einheitliches Krankheitsbild darstellt, wurde schon mehrfach eine Typisierung von Alkoholkranken entworfen. Die von Jellinek 1960 (Jellinek, 1960) vorgeschlagene Typologie mit fünf Subtypen hat bisher die weiteste Verbreitung gefunden. Hier erfolgt die Einteilung nach der Form der Abhängigkeit sowie nach der Fähigkeit zur Selbstkontrolle bzw. Abstinenz. Die beiden wichtigsten Formen stellen der sog. Gamma-Trinker und der Delta-Trinker dar. Der Gamma-Typ ist gekennzeichnet durch süchtiges Trinkverhalten mit zuerst psychischer, dann physischer Abhängigkeit. Das Trinken ist gekennzeichnet durch Kontrollverlust bei nur zeitweiliger Fähigkeit zur Abstinenz (Jellinek, 1960). Der Delta-Typ repräsentiert den sogenannten „Spiegeltrinker" mit kontinuierlichem Konsum und Unfähigkeit zur Abstinenz, jedoch ohne Kontrollverlust (Jellinek, 1960). Aufgrund von Adoptionsuntersuchungen führten Cloninger et al. 1981 (Cloninger et al, 1981) eine weitere Typisierung ein, die nur zwei Subtypen differenziert. Typ I ist gekennzeichnet durch einen Beginn nach dem 25. Lebensjahr und geringen sozialen Folgeproblemen. Typ II weist einen früheren Beginn auf, möglichen gleichzeitigen Missbrauch von anderen Drogen, schwere soziale Komplikationen und eine Häufung von Alkoholismus bei Verwandten ersten Grades.

Tabelle 1: Typ I/II-Klassifikation nach Cloninger 1981 (Cloninger et al, 1981)

TYP I	TYP II
beide Geschlechter betroffen	auf Männer beschränkt
Beginn nach dem 25. Lebensjahr	starke genetische Komponente
typische Symptomatik:	früher Beginn (<25 Lebensjahr)
Kontrollverlust	typische Symptomatik:
Entzugserscheinungen	antisoziales Verhalten
Schuldgefühle	vorausgegangene Entzüge
medizinische Folgeproblematik	
unauffälliges soziales Verhalten	

Als Indikator riskanten Alkoholkonsums werden Konsumgrenzen pro Tag verwendet, oberhalb derer auf Dauer physische, psychische und soziale Folgeschäden zu erwarten sind. Ab welcher Grenze Alkoholkonsum zu gesundheitlichen Schäden führt, wird von Fachkreisen kontrovers diskutiert (Themenheft 40, Gesundheitsberichterstattung des Bundes 2008; vgl. Edwards et al, 1997). Bühringer et al. (Bühringer et al, 2000) definieren Konsumgruppen über die Menge des täglichen Konsums und schlagen eine Einteilung des Alkoholkonsums in den letzten zwölf Monaten in Abstinenz, risikoarmen Konsum, riskanten Konsum, gefährlichen Konsum und Hochkonsum vor.

Tabelle 2: Einteilung des Alkoholkonsums nach Bühringer et al, 2000 (Bühringer et al, 2000)

Einteilung des Alkoholkonsums	tägliche Trinkmenge
Abstinenz	0 g
Risikoarmer Konsum	Frauen <20 g; Männer <30 g
Riskanter Konsum	Frauen 20-40 g; Männer 30-60 g
Gefährlicher Konsum	Frauen 40-80 g; Männer 60-120 g
Hochkonsum	Frauen >80 g; Männer >120 g

Die Diagnosestellung einer Alkoholabhängigkeit ist oftmals schwierig und beinhaltet mehrere Komponenten. Im Vordergrund steht zunächst die Verhaltensbeobachtung mit Berücksichtigung des aktuellen und des früheren Trinkverhaltens. Das äußere Erscheinungsbild, der körperlich-neurologische Status und der psychische Befund sind hier wesentlich Einfluss habende Teilaspekte. Die Diagnostik wird gestützt durch testpsychologische Untersuchungsergebnisse (CAGE, AUDIT etc.) und Erhebung von Laborparametern wie GGT (Gamma-Glutamyl-Transferase), MCV (mittleres korpuskuläres Volumen der Erythrozyten), CDT (Carbohydrat-defizientes Transferrin), AST (Aspartat-Aminotransferase), ALT (Alanin-Aminotransferase) und Thrombozytenzahl. Die Rolle des VEGF-A unter den Laborparametern soll gerade in dieser Studie untersucht werden.

Die Behandlung einer Alkoholabhängigkeit umfasst verschiedene Phasen. Zunächst steht die Entgiftung im Vordergrund, die meist unter stationären Bedingungen erfolgt. Der Alkoholentzug ist gekennzeichnet durch körperliche und psychische Entzugssymptome, die unter Umständen für den Patienten Lebensgefahr bedeuten können. Die ärztliche und insbesondere medikamentöse Therapie hat hier besonderes Gewicht. Es folgen die Therapiephasen Entwöhnungsbehandlung und ambulante Nachsorge. Die Rückfallprävention bleibt stets wesentlicher Kernaspekt der Therapie. Die unterschiedlichen Suchttypen hinsichtlich ihres Cravingverhaltens könnten der Grund sein, warum Medikamente zur Rückfallprävention nicht bei allen Patienten gleichermaßen wirksam sind. Eine Erhöhung der Abstinenzrate ist jedoch vor allem im Zusammenhang mit einer engmaschigen psychotherapeutischen Betreuung nachgewiesen (Heberlein et al, 2008).

Eine ganz wesentliche Rolle spielt in der Psychotherapie Alkoholkranker die Motivationsförderung. Dies geschieht durch gesprächstherapeutische Behandlungselemente wie das Motivational Interviewing, durch Informationsvermittlung, durch eine detaillierte Abhängigkeitsanalyse und durch eine Kosten-Nutzen-Analyse von Konsum bzw. Abstinenz. Die Rückfallraten eines Alkoholabhängigen bewegen sich nach einer abgeschlossenen Entzugsbehandlung ohne weiterführende Therapie in der Größenordnung von 85% (Wrase et al, 2006). Langzeitbehandlungsprogramme sind somit unbedingt erforderlich, um eine bessere Prognose zu bewirken. Die ambulante Langzeit-Intensivtherapie für Alkoholkranke (ALITA) (Ehrenreich et al, 1993-2003) mit den Behandlungselementen hochfrequente Kurzgesprächskontakte, Krisenineterventionsbereitschaft, soziale Integration, Schaffung einer Alkoholunverträglichkeit, Kontrolle, aggressive Nachsorge, Therapeutenrotation und einer Dauer von zwei Jahren führte zu einem ungewöhnlich hohen Behandlungserfolg. Bei 180 Alkoholkranken ergab die Follow-up-Erhebung nach 9 Jahren eine Erfolgsrate von noch 52% abstinenten Patienten, eine Senkung der Arbeitslosenrate von 58 auf 22% und einen hochsignifikanten Rückgang von komorbiden psychiatrischen Störungen bis zum Therapieende.

2.2. Vascular Endothelial Growth Factor A (VEGF-A)

Vascular Endothelial Growth Factor A (VEGF-A) gehört zu der Familie der VEGF Glykoproteine. Haupteigenschaften des VEGF-A sind die Steigerung der vaskulären Permeabilität und der Angioneogenese (Ruiz de Almodovar et al, 2009; Skold und Kanje, 2008). Zusätzlich wurde ein neuroprotektiver Charakter von VEGF-A beschrieben (Sondell et al, 1999; Zachary, 2005). So zeigten Studienergebnisse eine Schutzwirkung von VEGF-A auf kortikale, hippocampale und auch dopaminerge Neuronen im Falle einer Serumdeprivation (Tolosa et al, 2009), einer Hypoxie (Jin et al, 2000) und bei exzitotischen Reizen (Matsuzaki et al, 2001; Tolosa et al, 2008). Ebenso gibt es Hinweise auf eine immunmodulatorische Funktion (Angelo et al, 2007).

Gerade wegen seiner Wirkung auf die Angiogenese wurde VEGF-A auch im Kontext von malignen Erkrankungen untersucht: Hier zeigte sich ein prognostisch negativer Zusammenhang zwischen Anstieg der VEGF-A Expression und der späteren Tumorgröße (Kleespies et al, 2005; Komuro et al, 2001; Linderholm et al, 2001).

Im Hinblick auf alkoholbedingte psychische Störungen erbrachten präklinische Studienergebnisse Hinweise darauf, dass die Expression von VEGF-A im Zuge der Alkoholintoxikation verändert sein könnte (Fiore et al, 2009). So wurde berichtet (Fiore et al, 2009), dass die VEGF-A Expression der Leber durch pränatale Alkoholzufuhr gesteigert wurde. Dies wurde als möglicher Hinweis auf einen Zusammenhang zwischen einer erhöhten Neovaskularisation der Leber im Rahmen der vorgeburtlichen Alkoholexposition und später auftretenden Leberneoplasien gebracht (Gu et al, 2005).

Bezug nehmend auf diese Studienergebnisse war es Ziel unserer Studie VEGF-A Serumspiegel bei alkoholabhängigen Patienten während des Alkoholentzugs zu messen. Wir verglichen die VEGF-A Serumspiegel der alkoholabhängigen Patienten mit den erhobenen Werten von gesunden Kontrollprobanden und untersuchten gleichzeitig die Spiegel im Verlauf der Entzugsbehandlung am Tag der Aufnahme, am Tag 7 und am Tag 14 der Entgiftung.

3. Biologische Bedeutung des VEGF-A

3.1. VEGF Familie

Seit der ersten Entdeckung des VEGF 1983 (Senger et al, 1983) als einen Faktor, der die **Gefäßpermeabilität** erhöht (Ruiz de Almodovar et al, 2009), und darauf folgender Klonierung des VEGF Gens 1989 (Leung et al, 1989; Keck et al, 1989), ist VEGF etabliert als essentieller Regulator bei der **Angiogenese** der Wirbeltiere und bei verschiedenen bekannten chronischen Erkrankungen des Menschen (Zachary, 2005). VEGF-A gehört zusammen mit VEGF-B,-C,-D,-E und Placental Growth Factor (PlGF) zu der VEGF Familie mit homodimeren Glykoproteinen (Ruiz de Almodovar et al, 2009). Alle Mitglieder der VEGF Familie haben einen potentiellen Einfluss auf die Regulation der Angioneogenese und in Ergänzung dazu sind die VEGFs C und D biologisch wichtige Mediatoren in der Bildung der Lymphgefäße (Jussila et al, 2002). Erste Studien zeigten VEGF-A zunächst als einen für Endothelzellen spezifischen Faktor, wogegen neuere

Studienergebnisse seine ebenso wichtigen Effekte auf das Nervensystem aufdeckten. VEGF-A spielt eine große Rolle in der Entwicklung, der Funktion und der Gesunderhaltung des Nervensystems (Ruiz de Almodovar et al, 2009; Zachary, 2005).

VEGF-A wird gefunden in Endothelzellen, in Nervenzellen wie z.b. im Hippocampus, in Tumorzellen und in entzündlichem Gewebe. Neben VEGF-A haben auch VEGF-B, VEGF-C und PlGF eine Funktion im Nervensystem (Ruiz de Almodovar et al, 2009).

Das humane VEGF Gen besteht aus 8 Exons (Zachary, 2003). Durch alternatives Spleißen kann das VEGF-A Gen verschiedene Isoformen erzeugen mit unterschiedlicher Aminosäurenlänge (Zachary, 2003). Alle Isoformen enthalten die Exons 1–5, die für VEGF/PDGF (platelet-derived Growth Factors) gleichartige Domäne. Das Exon 6 verschlüsselt die Heparinbindungsdomäne, während die Exons 7 und 8 eine Domäne verschlüsseln, die eine Bindung an Neuropilin 1 und Heparin vermittelt (Zachary, 2005). Die Isoform $VEGF_{121}$, wobei sich die Zahl jeweils auf die in den Isoformen enthaltenen Aminosäuren bezieht, kann frei diffundieren und bindet nicht an Heparin (Ruiz de Almodovar et al, 2009). Die größeren Isoformen bestehen aus 145, 165, 183, 189 oder 206 Aminosäuren und binden an Heparin und Heparin-Sulfat-Proteoglykane (HSPG) (Ruiz de Almodovar et al, 2009). Die im humanen Mechanismus vorherrschende Form ist der Isotyp $VEGF_{165}$. Es ist ein Heparin-bindendes (Ruiz de Almodovar et al, 2009) homodimeres Glykoprotein, das wie $VEGF_{121}$ sezerniert wird, teilweise ebenso frei diffundieren kann, teilweise aber an die perizelluläre Matrix gebunden ist (Ruiz de Almodovar et al, 2009; Zachary, 2005). Der in der vorliegenden Studie genutzte Enzyme Linked Immunosorbent Assay (ELISA) bestimmt gerade die beim Menschen am reichlichsten vorhandene Isoform $VEGF_{165}$. Die größeren Isoformen $VEGF_{189}$ und $VEGF_{206}$ können nicht so leicht diffundieren und sind an die Extrazellulärmatrix gebunden (Zachary, 2005), das heißt sie bleiben Zellwand-assoziiert. Einen Überblick über die verschiedenen VEGF-A Isoformen gibt Abbildung 1.

Abildung 1: VEGF-A Isoformen (Ruiz de Almodovar et al, 2009)

Das alternative Spleißen des humanen VEGF-A Gens ermöglicht letztlich 6 verschiedene Transkriptionen, so dass 6 Isoformen (VEGF$_{121}$, VEGF$_{145}$, VEGF$_{165}$, VEGF$_{183}$, VEGF$_{189}$, und VEGF$_{209}$) generiert werden (Zachary, 2005; Ruiz de Almodovar et al, 2009). Alle Isoformen enthalten die Exons 1 bis 5. Die Exons 6 und 7 encodieren die Fähigkeit der Heparinbindung, so dass die größeren Isoformen an Heparin und Heparin-Sulfat-Proteoglykane (HSPGs) mit unterschiedlicher Affinität binden. Alle Isoformen können durch ein Plasmin so gespalten werden, dass ein Isotyp mit 110 Aminosäuren entsteht. Die Exons 7 und 8 kodieren die Regionen für die NRP1-Bindung (Ruiz de Almodovar et al, 2009).

3.2. VEGF-A Rezeptoren

Die meisten biologischen Effekte des VEGF-A werden vermittelt über die zwei Tyrosinkinaserezeptoren VEGFR-1 und VEGFR-2 (Ferrara et al, 2003; Neufeld et al, 1999; Zachary, 2003). VEGFR-3 ist der wichtigste Rezeptor für die Induktion der Lymphangiogenese über VEGF-C und –D (Zachary, 2003). Spezifische VEGF-A Isoformen binden auch an Neuropilin (NP) 1 und 2, Non-Tyrosinkinase Rezeptoren (Zachary, 2005), die ursprünglich identifiziert wurden als Rezeptoren für Semaphorine (Ruiz de Almodovar et al, 2009), Polypeptide mit essentieller Funktion in der neuronalen Anlage (He et al, 1997; Kolodkin et al, 1997).

Die Rezeptoren der Tyrosinkinase-Familie sind in den Endothelzellen vorhanden und VEGF-A bindet hier an den Tyrosinkinaserezeptoren. Die beiden Rezeptoren VEGFR-1 und VEGFR-2 unterscheiden sich in einigen Aspekten (Ruiz de Almodovar et al, 2009). VEGFR-2 ist der am besten charakterisierte Rezeptor. Die Bindung an den VEGFR-2 Rezeptor führt zur Stimulation der Angiogenese sowohl im gesunden als auch im kranken Zustand (Ruiz de Almodovar et al, 2009). Durch ihn wird auch die Endothelzellproliferation stimuliert, das Überleben der Zellen und die Gefäßpermeabilität (Olsson et al, 2006). VEGFR-2 hat eine starke Tyrosinkinase-Aktivität (Olsson et al, 2006). Im Nervensytem stimuliert VEGFR-2 ebenso die Migration, Proliferation und das Überleben bestimmter Nervenzelltypen (Jin et al, 2002; Jin et al, 2000; Ogunshola et al, 2002; Sondell et al, 2000; Sondell et al, 1999; Wick et al, 2002). Obwohl VEGFR-1 vor VEGFR-2 entdeckt wurde, bleibt seine Rolle mehr rätselhaft. Offensichtlich ist aber, dass VEGFR-1 unter pathologischen Bedingungen neuroprotektive Effekte vermittelt. (Ruiz de Almodovar et al, 2009).

Bestimmte VEGF-A Isoformen binden zusätzlich an den Non-Tyrosinkinaserezeptoren Neuropilin 1 (NP1) und 2 (NP2) (Zachary, 2005). NP1 ist ein Non-Tyrosinkinaserezeptor für VEGF-A$_{165}$ und wurde zunächst identifiziert als Rezeptor für Semaphorin 3A (Sema 3A), ein Mitglied der Familie der Polypeptide, die in der axonalen Führung und neuronalen Anlage eingebunden sind (He et al, 1997; Kolodkin et al, 1997). NP1 wird ebenso exprimiert in Endothelzellen, verschiedenen Tumorzelltypen, in bestimmten sensorischen Neuronen einschließlich der dorsalen Wurzelganglien (DRG), der Geruchs- und Sehnerven und einigen sympathischen Neuronen (Soker et al, 1998; Fujisawa et al, 1997). VEGF-A$_{165}$ bindet auch an NP2, welcher eine ähnliche Hauptstruktur hat zu NP1 mit 44% identischen Aminosäuren (Zachary, 2005). Sema 3A bindet und induziert den Kollaps des neuronalen Wachstumskegels speziell über NP1. NPs spielen ebenso eine wichtige Rolle in der Angiogenese (Zachary, 2005). Eine Übersicht zu den verschiedenen VEGF-A Isoformen und ihren Rezeptoren gibt Abbildung 2.

Abbildung 2: VEGF-A Isoformen und ihre Rezeptoren (Zachary, 2005)

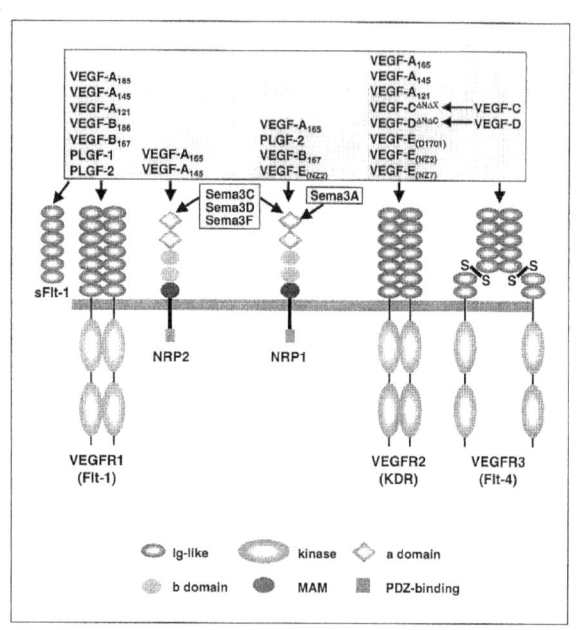

VEGF-A Isoformen (einschl. PLGF-1 u. 2) binden an den VEGFR-1 Rezeptor. Die extrazelluläre Domäne des VEGFR-1 wird unabhängig exprimiert als ein lösliches Protein (sFlt-1 o. sVEGF-1) mit voraussagbar identischer Ligandenspezifität entsprechend dem vollständigen Rezeptor. VEGFR-2 ist Rezeptor für VEGF-A Isoformen und VEGF-C, -D und -E. VEGF-C und D binden mit höherer Affinität an VEGFR-3. NP1 ist Rezeptor für Sema 3A, VEGF-A$_{165}$, VEGF-B und –E, PLGF. An NP2 binden nur VEGF-A$_{165}$ und VEGF-A$_{145}$ (Zachary, 2005).

3.3. VEGF-A Expression

Die VEGF-A Sekretion kann von verschiedenen Zellen wie z.B. Nervenzellen (Ruiz de Almodovar et al, 2009, Zachary, 2005), Zellen unterschiedlicher Gewebe wie Pankreas (Itakura et al, 2000), Kolon, Embryonalzellen (Zachary, 2005) und Muskelzellen, sowie Tumorzellen (Carmeliet, 2005) und Entzündungszellen (Ruiz de Almodovar et al, 2009) ausgehen. Im Nervensystem übt VEGF-A Effekte auf kortikale, hippokampale, dopaminerge und zerebelläre Neurone des ZNS, auf Neurone des peripheren Nervensystems, auf Gliazellen und auf neuronale Stammzellen (Zachary, 2005) aus. Die Expression von VEGF-A ist durch mehrere Faktoren reguliert und Studien haben gezeigt, dass die VEGF-A Expression auf der Transkriptions- und Posttranskriptionsebene kontrolliert wird (Ruiz de Almodovar et al, 2009). Verschiedene Signalgeber, wie zum Beispiel Inflammationsmarker, können die VEGF-A Transkription stimulieren. Beispiele hierfür sind, Zytokine und Onkoproteine, Interleukin (IL)-1, IL-6, die Wachstumsfaktoren Insulin-like Growth Factor, Transforming Growth Factor (TGF)-β1, c-Src, v-Raf. (Ruiz de Almodovar et al, 2009; Pages et al, 2005). Ein wichtiger Stimulus für die Steigerung der VEGF-A Expression ist eine Unterversorgung mit Sauerstoff. Hypoxie gilt deswegen als ein Schlüsselregulator der VEGF-A Expression (Ruiz de Almodovar et al, 2009). In diesem Fall wird die Produktion des Hypoxia-Inducible Transkriptionsfaktors (HIF) angeregt und die Ausschüttung von VEGF-A mit anschließender **Angiogenese** folgt (Ruiz de Almodovar et al, 2009). Hypoxie ist außerdem assoziiert mit einer Verlängerung der Halbwertszeit der VEGF-mRNA durch Steigerung der mRNA-Stabilität (Levy, 1998; Yoo et al, 2006). Studienergebnisse über VEGF-A erbrachten auch wichtige Erkenntnisse über die Genese des Gefäßsystems und seinen Abnormitäten unter pathologischen Bedingungen, z. B. bei der Arteriosklerose und der ischämischen Herzerkrankung. Die konkrete Rolle ist jedoch noch unklar, sowohl schädliche als auch nützliche Effekte des VEGF-A konnten bei diesen Erkrankungen nachgewiesen werden (Testa et al, 2008).

Die Non-Tyrosinkinaserezeptoren (NPs) steigern das VEGF-A Signal an der Zelle, indem sie als Korezeptoren für die VEGF-Rezeptoren aktiv sind (Ruiz de Almodovar et al, 2009). NPs spielen ebenso eine essentielle Rolle in der Angiogenese. Eine Überexpression von NP1 ruft bei Mäusen eine gesteigerte Kapillarformation, Vasodilatation und Herzfehlbildung hervor (Kitsukawa et al, 1995), wogegen ein Mangel an NP1 Defekte in der embryonalen axonalen Anlage und vaskuläre Abnormitäten verursacht (Kawasaki et al, 1999). Der Vascular Endothelial Growth Factor und seine Rezeptoren haben somit wesentlichen Einfluss auf die Blutgefäßbildung sowohl während der Embryogenese als auch bei Erkrankungen.

Zusammenfassend haben verschiedene Faktoren Einfluss auf die VEGF-A Expression. Im Vordergrund steht die Hypoxie, jedoch wird VEGF-A ebenso bei Entzündung, bei chronisch entzündlichen Erkrankungen wie bei der Multiplen Sklerose (Ruiz de Almodovar et al, 2009), bei toxischen Reizen wie bei Schädigung durch Alkohol (Fiore et al, 2009) und bei Tumorwachstum (Carmeliet, 2005) aufreguliert.

4. Biologische Aktivitäten des VEGF-A im Nervensystem

Verschiedene Studienergebnisse zeigen, dass nicht nur über den Weg der Vaskularisation VEGF-A sich auf das entwickelnde Gehirn und Nervensystem auswirkt, sondern auch direkte Effekte auf Neuronen und Gliazellen hat (Zachary, 2005).

4.1. Neurotrophe Effekte des VEGF-A

VEGF-A stimuliert in Zellkulturen neurogenetische, protektive und neurotrophe Aktivitäten, dies beinhaltet die Proliferation von Astrozyten (Silvermann et al, 1999), Schwann-Zellen (Sondell et al, 1999), Mikroglia (Forstreuter et al, 2002) und kortikalen Neuronen (Zhu et al, 2003; Jin et al, 2002), sowie die Protektion von hippokampalen, kortikalen, dopaminergen und peripheren sensorischen Nerven genauso wie einige neuronale Zelllinien gegen den Zelltod bei Hypoxie, Entzug der Blutversorgung und Übererregung durch Überstimulation (Silvermann et al, 1999; Sondell et al, 1999). Aktionen des VEGF-A über den VEGFR-2 haben noch wachstumsfördernde, Überlebens- und chemotaktische Effekte auf neuronale Progenitorzellen stammend aus Regionen des Gehirns mit spontaner Neurogenese, wie im Hippokampus, im Bulbus olfaktorius und in der Subventrikulärzone (Zachary, 2005). Der neurotrophe Effekt des VEGF-A spielt eine Rolle sowohl in der embryonalen Neurogenese, als auch in der Neurogenese des Erwachsenen, der Funktion der neuronalen Stammzellen, der Entwicklung des peripheren Nervensystems, bei toxischen Schädigungen (Zachary, 2005) und nach ZNS Verletzungen mit zum Beispiel Steigerung der Expression des VEGFR-1 in Astrozyten (Krum et al, 1998).

Mehrere Faktoren vermitteln oder bestimmen die angiogenetische und neurogenetische Aktivität von VEGF mit. So unterstützt beispielsweise Erythropoetin die Angiogenese durch Steigerung der VEGF Sekretion der neuronalen Vorläuferzellen und durch Erhöhung der VEGFR-2 Expression in den Endothelzellen (Wang et al, 2008). VEGF ist zusammenfassend unter verschiedenen Bedingungen an der Neurogenese bei Erwachsenen beteiligt, und es ist erwähnenswert, dass der VEGFR-2 Signalweg auch mitwirkt bei der Neurogeneseinduktion unter antidepressiver Medikation (Ruiz de Almodovar et al, 2009).

4.2. Neuroprotektive und neuroregenerative Effekte des VEGF-A

VEGF-A hat eine neuroprotektive Funktion auf viele postmitotische neuronale Zelltypen des ZNS (kortikal, hippokampal, dopaminerg, zerebellär, retinal) und des peripheren Nervensystems (PNS) (Ruiz de Almodovar et al, 2009). VEGF-A schützt diese Zellen vor Zelltod bei einem großen Spektrum verschiedener schädlicher Stimuli, einschließlich Hypoxie, Entzug der Blutzufuhr und Überstimulation. Der neuroprotektive Effekt wird hauptsächlich über VEGFR-2 vermittelt (Ruiz de Almodovar et al, 2009). VEGF-A, VEGFR-2, NP1 und NP2 werden in neuronalen Stammzellen exprimiert und üben unter anoxischen (Maurer et al, 2003), entzündlichen (Ruiz de Almodovar et al, 2009) und glutamat-induzierten toxischen Bedingungen (Matsuzaki et al, 2001) neuroprotektive Effekte aus. In diesem Zusammenhang ist anzumerken, dass insbesondere bei chronischem Alkoholkonsum Wirkungen auf die glutamaterge Transmission bekannt sind mit Hochregulierung der glutamatergen NMDA (N-Methyl-D-Aspartat) Rezeptoren als zentraler Anpassungsvorgang auf die primär sedierenden Wirkungen über GABAerge Rezeptoren (Soyka und Preuss, 2003). So wurde ein Anstieg der NMDA-Rezeptorenzahl und eine Steigerung ihrer Aktivität bei chronischer Alkoholexposition (3 Tage) von Kleinhirnzellen der Ratte nachgewiesen, und dies führte zu einer erhöhten Sensibilität für glutamat-induzierte Toxizität (Hoffmann, 1995). Wesentlicher Faktor der Neurotoxizität des Alkohols ist die Aktivierung von Glutamatrezeptoren durch exzitatorische Aminosäuren (Basiswissen Neurologie, Springer Verlag, 2007).

VEGF-A stimuliert auch die Neuroregeneration. Im Tiermodell (Hamster) verbinden sich nach einem Axonschnitt die sich regenerierenden motorischen Nerven mit Blutgefäßen der Nerven, die VEGF-A ausschütten (Bearden et al, 2004). Die motorischen Nerven exprimieren VEGFR-2, ob der Effekt direkt über VEGF-A auf den Nerven wirkt oder über Vaskularisation erfolgt, muss noch festgestellt werden (Bearden et al, 2004). In einem anderen Tiermodell (Ratte) vergrößert VEGF-A den Wachstumskegel sympathischer Neuronen und arbeitet der Reinnervation denervierter Arterien in vivo zu (Marko et al, 2008).

5. Zytokine Funktion des VEGF-A in neuralen und vaskulären Zellen

In den meisten Studien wurde gezeigt, dass Effekte des VEGF-A im Nervensystem über den VEGFR-2 vermittelt werden (Sondell et al, 1999; Jin et al, 2000). Dies geschah entweder durch den Nachweis einer Expressionssteigerung des VEGFR-2 Rezeptors (Sondell et al, 1999; Jin et al, 2000), durch fehlende Effekte von Liganden für andere VEGF Rezeptoren (Jin et al, 2000) oder durch Effekte von VEGFR-2 Inhibitoren (Jin et al, 2002). Allgemein bindet VEGF-A an seinem Rezeptor und spezifische Tyrosinreste werden phosphoryliert, wodurch VEGFR-2 aktiviert wird (Ruiz de Almodovar et al, 2009).

Die **Proliferation** von Endothelzellen erfolgt über den VEGFR-2. Die genaue Signaltransduktion beinhaltet die Aktivierung der Phospholipase C-γ (PLCγ), die nachfolgende Aktivierung der Proteinkinase C (PKC) sowie der mitogen-aktivierten Proteinkinase (MAPK) (Ruiz de Almodovar et al, 2009) und der extrazellulär signalregulierten Kinase (ERK1/2) über Raf-1 (Takahashi et al, 1999) oder Ras (Meadows et al, 2004). VEGFR-2 wird dann in die Endosomen eingebaut (Bhattacharya et al, 2005) und das Ausmaß der Endocytose bestimmt die Größe, Dauer und Qualität der Signalwirkung (Ruiz de Almodovar et al, 2009). VEGFR-1 hat nur geringe Tyrosinkinaseaktivität und die Signaltransduktion ist noch nicht genau erforscht (Ruiz de Almodovar et al, 2009).

In Neuronen bindet VEGF-A ebenso an VEGFR-2 und stimuliert die Proliferation über einen ähnlichen Weg mit PLCγ und MAPK (Forstreuter et al, 2002). Obgleich VEGF-A in Neuronen und Schwannzellen hauptsächlich über VEGFR-2 vermittelt, erfolgt in Astrozyten und Mikrogliazellen die Aktivierung über MAPK/ERK und Phosphatidylinositol 3-kinase (Pl3K) ebenso über VEGFR-1 (Mani et al, 2005).

Das **Überleben** der Endothelzellen wird durch VEGFR-2 unterstützt (Ruiz de Almodovar et al, 2009). Durch VEGF-A werden verschiedene Überlebensfaktoren vermehrt exprimiert (Maddika et al, 2007). VEGF-A schützt ebenso Neuronen (neuronale Vorläuferzellen, postmitotische Zellen und Zellen des peripheren Nervensystems) gegen Zelltod, wobei der Regulationsmechanismus noch nicht ausreichend erforscht ist (Ruiz de Almodovar et al, 2009). So schützt VEGF-A Neuronen gegen den Zelltod bei Ischämie im Hippocampus durch Behinderung spannungsaktivierter Kanäle und Reduzierung des Kalziumeinstroms und der entsprechenden Überladung (Ma et al, 2009).

VEGF-A reguliert die neuronale **Migration,** aber der zugrundeliegende Weg ist noch nicht ausreichend bekannt. Obwohl einige Studien darauf hinweisen, dass VEGF-A ähnliche Mechanismen in Neuronen wie in Endothelzellen aktiviert, muss noch untersucht werden, wie diese Signale und die entsprechenden Mitspieler des Signalweges zusammenwirken, um die Neuordnung des Zellgerüsts für die Migration und für das Wachstum der Neuriten zu vermitteln (Ruiz de Almodovar et al, 2009).

6. Therapieoptionen des VEGF-A

6.1. Therapieoption bei glutamat-induzierter Neurotoxizität

Glutamat ist ein bedeutender exzitatorischer Neurotransmitter im ZNS bei Säugetieren und seine Wirkungen werden über spezifische Rezeptoren vermittelt (Seeburg, 1993). Die Aktivierung seiner Rezeptoren ist wohl involviert in verschiedenen neuronalen Prozessen wie zum Beispiel bei Lernprozessen, insbesondere dem Gedächtnis, und der sich entwickelnden Plastizität/Formbarkeit des ZNS (Monaghan et al, 1998). Vom glutamatergen NMDA-Rezeptor wird angenommen, dass er eine große Rolle spielt in der Pathophysiologie verschiedener neuropsychiatrischer Störungen einschließlich dem Substanzmissbrauch und der Schizophrenie (Soyka, 1999). Veränderungen der glutamatergen Neurotransmission sind in Verdacht für das Alkoholcraving, dem Rückfall und einer Anzahl von alkoholbedingten neuropsychiatrischen Störungen wie den Krampfanfällen oder dem Wernicke-Korsakow Syndrom verantwortlich zu sein (Tsai et al, 1995). Verlängerte und exzessive Stimulation der Rezeptoren ist impliziert bei pathologischen Ereignissen im Gehirn, wie beim Schlaganfall, der Hypoglykämie, chronischen Krampfanfällen und Traumas, die mit Zellverlust einhergehen (Lindvall et al, 1994). Auch im Alkoholentzug findet sich nach chronischem Konsum ein Übergewicht der exzitatorischen Aktivität der glutamatergen Transmission und dies spielt eine Rolle bei der Entwicklung der Entzugssymptomatik (Mann et al, 2001; DHS, 2003). Die Toxizität der Übererregung ist getriggert durch intrazellulären Ca^{2+} Anstieg, wobei nur wenig bekannt ist über die letztlich zum Zelltod führenden Prozesse (Matsuzaki et al, 2001). Studienergebnisse zeigten nun, dass neurotrophe Faktoren wie der Nerve Growth Factor (NGF) und der Insulin-like Growth Factor-1 (IGF-1) gegen die toxische Wirkung der Übererregung und der Ischämie schützen können (Mattson et al, 1993). Diese Faktoren aktivieren verschiedene Signalsysteme in der Zelle, die die Phosphatidylinositol 3-Kinase (Pl3-K)/Akt und die mitogen-aktivierte Proteinkinase (MEK)/extrazellulär signal-regulierte Kinase (ERK) Aktivierungswege beinhalten (Segal et al, 1996). Pl3-K/Akt Kaskaden sind nach Erkenntnissen neuerer Studien beteiligt in der Vermittlung des Überlebens verschiedener Zelltypen einschließlich der Neuronen (Kennedy et al, 1997; Ruiz de Almodovar et al, 2009). Matsuzaki et al. untersuchte 2001 nun die Funktion des VEGF-A auf das Überleben von Zellen des Hippokampus bei glutamat-induzierter Toxizität (Matsuzaki et al, 2001). Der Zelltod tritt in Folge der Übererregung sowohl durch Nekrose als auch durch Apoptose ein, wobei vorrangig Zelltod durch Apoptose eintritt, wenn der exzitatorische Insult relativ mild ist (Bonfoco et al, 1995). Matsuzaki et al. zeigten in ihrer Untersuchung, dass VEGF-A direkt auf hippokampale Neuronen wirkt und sie vor glutamat-induziertem Zelltod schützt. Glutamat gilt als Hauptmediator des ischämisch verursachten neuronalen Zelltods. Die Schutzfunktion geschieht über die bereits genannten Wege, über die Aktivierung von Pl3-K/Akt und über die Aktivierung von MEK/ERK, jedoch unabhängig voneinander. Ein verminderter neuroprotektiver VEGF-A Effekt resultierte bei Inhibition jeweils eines Aktivierungsweges, ein signifikant verminderter neuroprotektiver Effekt von VEGF-A durch Inhibition beider Wege. Dies zeigt, dass jeder Aktivierungsweg zum Antiapoptoseeffekt des

VEGF-A beiträgt. Bei Inhibition eines Pfads steigerte VEGF-A die Aktivität des anderen Weges, so dass ein Weg ausreichend war vor neuronalem Zelltod zu schützen. Diese Ergebnisse machen es verständlich, dass der Mechanismus der VEGF-A Neuroprotektion die Entwicklung mehr effizienter VEGF-A-ähnlicher Substanzen für die Behandlung neurodegenerativer Erkrankungen und für die gut dokumentierten positiven Effekte auf die Angiogenese (Matsuzaki et al, 2001) erlaubt.

Des Weiteren untersuchte Ma et al. in seiner Studie, ob VEGF-A Einfluss hat auf die Aktivität der Ca^{2+}-Kanäle an der neuronalen Zellmembran und die Ergebnisse zeigten, dass VEGF-A spezifisch den Ca^{2+} Einstrom in Neuronen des Hippokampus von frisch aufbereiteten neonatalen Rattengehirnen reduziert (Ma et al, 2009). Da nun gerade im Alkoholentzug eine Hochregulierung glutamaterger NMDA-Rezeptoren und der daraus resultierende erhöhte Kalziumeinstrom in die Nervenzellen mit Entzugskrampfanfällen in Verbindung gebracht wird (Hoffmann, 1995), könnte VEGF-A möglicherweise protektive Effekte insbesondere im Alkoholentzug bewirken. Als Gegenregulierung auf die sedative Wirkung des Alkohols auf die $GABA_A$-Rezeptoren trifft nämlich im Entzug der exzitatorische Botenstoff Glutamat auf eine erhöhte Zahl glutamaterger NMDA-Rezeptoren (Mann et al, 2001) und bei Überwiegen der Exzitation kann es zu Krampfanfällen und Entzugssymptomen kommen (Tsai et al, 1995).

Im Hinblick auf diese Schutzeffekte des VEGF-A bei glutamat-induzierter Neurotoxizität wurde nun in unserer Studie ein möglicher Zusammenhang zwischen der VEGF-A-Expression und der erhöhten glutamatergen Neurotransmission überprüft bei Patienten mit einer Alkoholabhängigkeit im Verlauf des Alkoholentzugs.

6.2. Therapieoption bei neurodegenerativen Erkrankungen und peripheren Neuropathien

Bei verschiedenen neurologischen und neurodegenerativen Erkrankungen wird VEGF-A eine wichtige Rolle und therapeutisches Potential zugewiesen (Ruiz de Almodovar et al, 2009; Zachary, 2005). Vor allem zeigten Studien über die Amyotrophe Lateralsklerose (ALS) eine große Bedeutung dieses Wachstumsfaktors (Zachary, 2005). Während zwar noch sehr wenig bekannt ist über eine mögliche Rolle des VEGF-A bei chronisch neurodegenerativen Erkrankungen, steht jedoch fest, dass vaskuläre Pathologien eine große Bedeutung bei den meisten Demenzerkrankungen haben (Zachary, 2005). Studienergebnisse implizieren, dass VEGF-A eine potentielle Rolle spielt bei pathologischen Gefäßneubildungen entweder durch β-Amyloid Peptide (Alzheimer Demenz) induziert oder entstanden als Antwort auf zerebrale Ischämie bei der Vaskulären Demenz (Zachary, 2005). Der starke Effekt auf die Steigerung der Gefäßpermeabilität behindert jedoch das therapeutische Potential des VEGF-A bei ZNS-Erkrankungen und VEGF-A wird vielleicht noch in Zukunft als alternative Behandlungsmethode bei neurodegenerativen Erkrankungen Bedeutung erlangen (Zachary, 2005).

Im Tiermodell konnte auch bei diabetischer und durch Chemotherapie induzierter Neuropathie eine Besserung der Beschwerdesymptome erzielt werden. VEGF Gen Transfer hob die Defizite der Nervenleitgeschwindigkeit auf (Schratzberger et al, 2001) und dafür sind wohl die positiven Effekte auf die Blutgefäßperfusion verantwortlich (Zachary, 2005). Es bleibt schwierig zu entscheiden, ob Neuroregeneration oder Neuroprotektion direkte neurotrophe VEGF-A-Effekte im peripheren Nervensystem sind oder sekundär entstehen durch VEGF-A angestoßene Angiogenese und verbesserte Perfusion (Ruiz de Almodovar et al, 2009).

6.3. Therapieoption bei akuten neurologische Dysfunktionen und der Autoimmunerkrankung Multiple Sklerose

VEGF-A wurde außerdem mit verschiedenen akuten neurologischen Störungen wie der Ischämie, dem Status epilepticus und traumatischen Rückenmarksverletzungen in Verbindung gebracht und sowohl positive als auch negative Effekte konnten abhängig vom Kontext nachgewiesen werden (Ruiz de Almodovar et al, 2009). Nach einer zerebralen Ischämie wirkt sich vor allem die VEGF-A-Expressionssteigerung durch den verstärkenden Effekt auf die Gefäßpermeabilität nachteilig auf das Gehirn aus (Zachary, 2005). Ebenso ist bei der Behandlung von traumatischen Rückenmarksverletzungen mit VEGF-A Vorsicht geboten, da die erhöhte Gefäßpermeabilität die Verletzungsfolgen verschlimmert (Benton et al, 2003).

Bei verschiedenen Autoimmunerkrankungen korrelieren die VEGF-A Spiegel mit der Krankheitsaktivität (Carvalho et al, 2007). Über die Rolle des VEGF-A bei der sehr häufigen Autoimmunerkrankung **Multiple Sklerose (MS)** ist jedoch sehr wenig bekannt (Ruiz de Almodovar et al, 2009). MS-Läsionen wurden mit abnormen Blutgefäßen und fingerartigen Projektionen der Demyelinisierung (Dawson´s fingers) gefunden (Tan et al, 2000). Es ist aber zu berücksichtigen, dass die VEGF Expression durch Entzündungszytokine und Ischämie sehr beeinflusst wird und der VEGF Anstieg nicht die Ursache sondern möglicherweise die Konsequenz der MS ist (Ruiz de Almodovar et al, 2009).

6.4. Therapieoption bei der Depression

VEGF-A ist ferner assoziiert mit zahlreichen psychiatrischen Erkrankungen. Neue Studien weisen darauf hin, dass VEGF-A ebenso in Stressphasen und bei der Depression dysreguliert ist (Kahl et al, 2008). Die neurogenetische/neurotrophe Hypothese der Depression setzt sich damit auseinander, dass die Depression letztlich das Ergebnis einer verminderten Neurogenese ist und/oder aus einer Erschöpfung der Unterstützung neurotropher Faktoren resultiert. Dieser Verlust führt eventuell zu strukturellen Abnormitäten und beeinträchtigt die neuronale Funktion (Duman et al, 1997; Kahl et al, 2008). Die neurotrophe Hypothese führt somit zu der Annahme, dass niedrige Konzentrationen des VEGF-A und spezieller aus dem Gehirn stammender Faktoren bei der Depression involviert sind (Kahl et al, 2008; Duman et al, 1997). Ein Beleg für diese These wäre auch die Feststellung, dass eine antidepressive Medikation Neurogenese induziert und dabei der VEGFR-2 Signalweg involviert ist (Ruiz de Almodovar et al, 2009).

Kahl et al. berichteten 2008 in der Veröffentlichung ihrer Studienergebnisse, dass erhöhte VEGF-A-Konzentrationen gefunden wurden bei der Gruppe der Patienten mit Depression und Borderline Störung im Vergleich zur gesunden Kontrollgruppe. Die erhöhten VEGF-A Werte stehen jedoch im Widerspruch zu der neurotrophen Hypothese der Depression. Unterschiedliche Ergebnisse bei den anderen angiogenetischen Faktoren fanden sich im Gruppenvergleich nicht. Zu ähnlichen Ergebnissen kam man auch in Studien mit Patienten ohne Borderline Störung. Eine Dysregulation der angiogenetischen Faktoren mag ein weiterer Aspekt sein des endokrinen und immunologischen Ungleichgewichts bei Patienten mit einer Depression (Kahl et al, 2008). Dies wird auch unterstützt durch die Erkenntnis, dass die Expression von CRH/CRF (Corticotropin-releasing Hormon/Faktor) selektiv zur Sekretion von VEGF-A aus humanen Mastzellen führt und Mastzellen eine entscheidende Funktion bei entzündlichen und immunologischen Prozessen (Cao et al, 2005) haben. Eine Hypersekretion des CRF ist wichtiger Teilaspekt der genannten Dysregulation bei der Depression, und es wird angenommen, dass diese verantwortlich ist für das Entstehen bestimmter Symptome der Depression wie Schlaf- und Appetitstörungen, verminderte Libido und psychomotorische Störungen (Arborelius et al, 1999).

7. VEGF-A und Alkoholerkrankungen

Alkoholmissbrauch und vor allem die Alkoholabhängigkeit sind assoziiert mit Veränderungen der neuronalen Plastizität, des neuronalen Wachstums und der neuralen Transmission (Nutt, 1999). Dies führt zu verschiedenen Schädigungen des ZNS mit neurologischen Störungen wie zum Beispiel zur Degeneration des Kleinhirns mit der Folge Ataxie, zur Hirnatrophie und zur sensomotorischen Polyneuropathie (Brust, 2002). Veränderungen der glutamatergen Neurotransmission werden insbesondere für neuropsychiatrische Störungen wie das Wernicke-Korsakow-Syndrom verantwortlich gemacht (Tsai et al, 1995). Des Weiteren vermindert Alkoholkonsum die Funktion des Immunsystems (Choudhry und Chaudry, 2008) und ist assoziiert mit der Entstehung verschiedener Tumorarten wie Brustkrebs, kolorektales Karzinom und Karzinome des oberen Verdauungstraktes (Gronbaek, 2009).

VEGF-A ist bekannt wegen seiner Schlüsselrolle in der Angioneogenese (Ruiz de Almodovar et al, 2009), seiner Fähigkeit die Gefäßpermeabilität zu erhöhen und als Initiator der Vaskularisation (Skold und Kanje, 2008). Weitere Wirkungsbereiche sind in der Neurogenese und in der Neuroprotektion mit Aktivierung verschiedener Signalwege in den Nervenzellen und in den Zellen des Gefäßsystems (Ruiz de Almodovar et al, 2009). Zahlreiche Studien haben nun unzweifelhaft festgestellt, dass die angiogenetische Wirkung des VEGF-A eine Schlüsselrolle im Tumorgeschehen spielt (Carmeliet, 2005) und VEGF-A von Tumorzellen und im Stroma des Tumors exprimiert wird (Kleespies et al, 2005; Fukumura et al, 1998). Da durch Untersuchungen ebenso eindeutig belegt wurde, dass Alkohol die Entstehung bösartiger Tumoren begünstigt (Kato et al, 1994), wurden Veränderungen der VEGF-A Expression durch Alkoholkonsum und im Alkoholentzug überprüft, um mögliche Zusammenhänge zwischen Alkoholkonsum und erhöhter Tumorrate genauer erläutern zu können. In der Tat gibt es Studienergebnisse, vor allem aus präklinischen Studien, die zeigen, dass die VEGF-A Expression durch Ethanol beeinflussbar war. Zum Beispiel berichtete Fiore et al. (Fiore et al, 2009) über einen Anstieg der VEGF-A Expression in der Leber nach Ethanolbehandlung im Mausmodell mit pränataler Ethanolgabe, was möglicherweise erklärt werden kann durch Neovaskularisation und Lebeneoplasie induziert durch die Ethanolbehandlung (Gu et al, 2005). Korrespondierend zu diesen Ergebnissen war Tumorprogression bei mit Ethanol behandelten Ratten assoziiert mit einem Anstieg der VEGF-A mRNA Expression und des VEGF-A Protein Spiegels (Tan et al, 2007).

Weitere Verknüpfungen zwischen VEGF-A und Alkohol lassen sich im Bereich des Immunsystems anführen. Wie bereits erwähnt vermindert Alkoholkonsum die Funktion des Immunsystems (Choudhry und Chaudry, 2008). Chronischer Alkoholmissbrauch führt zu vielfältigen Störungen der unspezifischen als auch der spezifischen Immunantwort. Alkohol hat Einfluss auf die unspezifische Entzündungsreaktion und dies beinhaltet Veränderungen der Leukozytenzahl, Störungen der Granulozyten-, Makrophagen- und Monozytenfunktion. Außerdem werden bei chronischem Alkoholmissbrauch erhöhte Spiegel proinflammatorischer (TNF-α, IL-1, IL-6,IL-8) und entzündungsmodulierender Zytokine (IL-10, TGF-β) gemessen (Alkohol und Alkoholfolgekrankheiten, Springer Verlag, 2005). Gerade in diesem Zusammenhang ist zu beachten, dass die VEGF-A Transkription durch inflammatorische Zytokine wie zum Beispiel IL-1, IL-6, TFG-β1 stimuliert wird (Ruiz de Almodovar et al, 2009). Außerdem ist VEGF-A selbst als proinflammatorisches Zytokin aktiv, indem VEGF-A die Permeabilität der Endothelzellen erhöht, die Expression von Adhäsionsmolekülen der Endothelzellen induziert (Melder et al, 1996; Kim et al, 2001) und die Fähigkeit hat Monozyten über den Rezeptor VEGFR-1 anzulocken (Barleon et al, 1996). Von menschlichen Mastzellen, die entscheidend mitwirken bei immunologischen Prozessen, ist des Weiteren bekannt, dass sie durch CRH (Corticotropin-releasing Hormon) selektiv VEGF-A exprimieren (Cao et al, 2005). Wechselwirkungen sind ebenso im Bereich der spezifischen Immunantwort anzunehmen. Die Funktion der Zellen, die spezifisch eine Immunantwort gegen spezielle Mikroorganismen sowie eine langfristige Immunität vermitteln, wird durch Alkohol ungünstig beeinflusst. Insbesondere ist eine gestörte Lymphozytenproliferation zu nennen sowie erniedrigte Lymphozytenzahlen in Thymus und Milz und eine eingeschränkte Fähigkeit der T-Zell-abhängigen Aktivierung von B-Lymphozyten im Rahmen der Bildung von Antikörpern. Dies trägt zur erhöhten Infektanfälligkeit bei Alkoholkranken bei (Alkohol und Alkoholfolgekrankheiten, Springer Verlag, 2005). Da Endothelzellen potente Regulatoren der Funktion der Immunzellen sind, wurden sie untersucht, um ihre Rolle in der tumorinduzierten Immunsuppression zu überprüfen. Es wurde nachgewiesen, dass von Tumorgewebe sezernierter VEGF Endothelzellen dazu anregt PGE_2 zu produzieren, was in der Folge die T-Zell Funktion supprimiert (Mulligan et al, 2010). Eine weitere immunsuppressive Wirkung des VEGF konnte nachgewiesen werden, indem VEGF aus Tumoren die Differenzierung dendritischer Zellen hemmt (Gabrilovich et al, 1996), die wiederum für die Kontrolle der B- und T-Lymphozyten in ihrer Immunfunktion zuständig sind (Banchereau et al, 1998). Andererseits ist ein positiver Einfluss von VEGF-A im Rahmen von Entzündungsreaktionen auf die Migration inflammatorischer Zellen beschrieben (Puxeddu et al, 2005). Der Nachweis erhöhter VEGF-Spiegel bei alkoholabhängigen Patienten könnte somit einen Beitrag zum Verständnis der Mechanismen leisten, die zur verminderten Immunabwehr bei Alkoholkranken führen.

VEGF-A spielt ferner bei der Entwicklung ethanoltoxischer Leberschädigungen eine Rolle. Der zentrale Vorgang bei der alkoholbedingten Leberfibrose ist die Aktivierung der hepatischen Sternzellen (HCSs) (Alkohol und Alkoholfolgekrankheiten, Springer Verlag, 2005). Ein Schlüsselmechanismus der Aktivierung der HSCs stellt die ethanolinduzierte hepatische Hypoxie in den perizentralen Bereichen des Leberazinus dar, wo die ethanolbedingte hepatozelluläre Schädigung am ausgeprägtesten ist. Die Hypoxie verursacht eine Hochregulation des Transkriptionsfaktors Hypoxie-induzierbarer Faktor (HIF)-1, der seinerseits für die Hochregulation des Zytokins VEGF-A verantwortlich ist (Ankoma-Sey et al, 1998, 2000). VEGF-A gilt als weiterer parakriner und autokriner Mediator der Aktivierung ruhender HSCs (Alkohol und Alkoholfolgekrankheiten, Springer Verlag, 2005). Außerdem führt die schwerwiegendste Form der Leberschädigung, die Leberzirrhose, durch Anhäufung von hepatischem Narbengewebe zu einer Veränderung der hepatischen Zirkulation. Klinische Komplikationen wie die portale Hypertension sind die Folge (Alkohol und Alkoholfolgekrankheiten, Springer Verlag, 2005). Es kommt zu einer signifikanten Verringerung des Gesamtgefäßquerschnitts der Leber und portocavale Shunt-Gefäße entstehen, die den portalen Blutfluss ohne merklichen Austausch von Metaboliten um die Leber herumleiten (Gressner und Schuppan, 1999). Aktivierte HSCs und sinusoidale Endothelzellen fördern während der Entstehung der Leberzirrhose die Angiogenese und unter hypoxischen Bedingungen wie bei der alkoholischen Leberschädigung wird die Expression des Gefäßwachstumsfaktors VEGF-A sowie seiner Rezeptoren in HCSs und Endothelzellen rapide heraufgeregelt, was wiederum zur Bildung neuer Blutgefäße führt (Alkohol und Alkoholfolgekrankheiten, Springer Verlag, 2005). Zusammenfassend würde also die alkoholbedingte Leberschädigung zu einer Erhöhung des VEGF-A-Spiegels bei alkoholabhängigen Patienten ebenso beitragen und zwar sogar korrelierend mit dem Schweregrad der Organschädigung und somit mit der Schwere der Alkoholabhängigkeit.

Die Phase des Alkoholentzugs soll noch einmal besonders hervorgehoben werden. Im Rahmen eines zentralen Anpassungsvorganges geht man davon aus, dass die dauerhafte

Suppression der Signalübertragung am glutamatergen NMDA-Rezeptor durch ständige Alkoholzufuhr schließlich zu einer Hochregulation bestimmter Untereinheiten des NMDA-Rezeptors führt (Soyka und Preuss, 2003). Die Folge ist eine chronische Herunterregulation von GABA-A-Rezeptoren bei gleichzeitiger Hochregulation glutamaterger NMDA Rezeptoren als biologisches Korrelat einer erhöhten Toleranz auch bei hohen Alkoholmengen. Das neue Gleichgewicht bezüglich der quantitativen Rezeptorexpression bedingt jedoch bei Wegfall des Alkohols eine extreme Überempfindlichkeit bezüglich exzitatorischer Reize bei gleichzeitiger Unterempfindlichkeit gegenüber GABAerg wirkenden, sedierenden Substanzen. Im Entzug trifft nun der exzitatorische Transmitter Glutamat auf eine erhöhte Zahl von glutamatergen Rezeptoren (Alkohol und Alkoholfolgekrankheiten, Springer Verlag, 2005). NMDA Rezeptoren und besonders der N-Methyl-D-Aspartat 2b Rezeptor Subtyp (NR2B) spielen eine entscheidende Rolle im Verlauf chronischen Alkoholkonsums und im Alkoholentzug (Biermann et al, 2009). Biermann et al. konnten einen signifikanten Anstieg der NR2B-Rezeptor-Expression während der ersten 24 Stunden einer Alkoholentzugsbehandlung nachweisen (Biermann et al, 2009). Als Folge können aufgrund massiver exzitatorischer Signale und Übererregung des Gehirns Krampfanfälle und andere zentrale Entzugssymptome (Agitation, Halluzinationen, Schlafstörungen) auftreten (Tsai et al, 1995). Sowohl Glutamat als auch die exzitatorischen Aminosäuren Aspartat und Homocystein sind im Alkoholentzug bei Patienten mit Alkoholismus erhöht (Bleich et al, 2004). Die glutamaterge Exzitotoxizität (Bleich et al, 2004) kann durch übermäßigen und anhaltenden Kalziumeinstrom zum Nervenzelltod führen und von VEGF ist ein neuroprotektiver Effekt gerade bei der glutamatinduzierten Neurotoxizität bekannt (Matsuzaki et al, 2001). Ma et al. wiesen außerdem in einer Untersuchung nach, dass VEGF-A in so einer Situation in der Lage ist den Kalziumeinstrom durch Inhibition der Kalziumkanäle zu reduzieren (Ma et al, 2009). Ein Anstieg der VEGF-A-Expression im Alkoholentzug könnte somit als mögliches Zeichen eines neuroprotektiven Prozesses gewertet werden.

8. Stellenwert laborchemischer Parameter in der Diagnostik der Alkoholabhängigkeit

Die Diagnose einer Alkoholabhängigkeit wird anhand der diagnostischen Leitlinien der ICD-10-Klassifikation (ICD-10, F10.2) gestellt. Laborchemische Parameter sind jedoch unverzichtbar gerade in der Erkennung früh auftretender alkoholbedingter Organschäden zum Zwecke der Früherkennung und Frühintervention (Allen et al, 1997). Peripher messbare Laborparameter sind aber nur unsichere Beuteilungskriterien für die Diagnosestellung der Alkoholabhängigkeit und für die Verlaufsbeurteilung der Alkoholerkrankung. Dies hat zur Folge, dass nach neueren Parametern gesucht wird und möglicherweise VEGF-A in diesem Zusammenhang einen bedeutenden Stellenwert erhält.

Verschiedene klinisch-chemische Parameter können die Diagnose einer Alkoholabhängigkeit unterstützen, haben für sich aber noch keine Beweiskraft. Dazu gehören in erster Linie die Leberwerte, speziell die Gamma-Glutamyl-Transferase (GGT). Die GGT ist der heutzutage am häufigsten eingesetzte Einzeltest zur Diagnose eines übermäßigen Alkoholkonsums (Alkohol und Alkoholfolgekrankheiten, Springer Verlag, 2005). Im Kontext mit Erhöhungen anderer Leberenzyme wie GOT/AST, GPT/ALT und GLDH müssen Erhöhungen der GGT als Ausdruck einer Leberzellschädigung angenommen werden. In Bevölkerungsstichproben wurden bei 30% der Personen mit exzessivem und konstantem Alkoholkonsum Erhöhungen gefunden, kurzfristige, auch höhere Alkoholbelastungen führen jedoch nicht zu einer Steigerung der GGT Serumaktivität (Alkohol und Alkoholfolgekrankheiten, Springer Verlag, 2005). Die diagnostische Sensitivität für die GGT ist relativ gut, die Spezifität aber nicht befriedigend, da eine Vielzahl anderer Erkrankungen (z.B. nicht alkoholische Lebererkrankungen, auch medikamentös verursacht) zu einem GGT-Anstieg führen können (Soyka, 1995).

In der Alkoholismusdiagnostik hat darüber hinaus der Nachweis eines bestimmten Eiweißes, des sogenannten Carbohydrate-Deficient-Transferrins (CDT) in den letzten Jahren eine starke Bedeutung erlangt (Soyka, 1995). Für die Sensitivität wurden Werte um 65-95%, für die Spezifität Werte um 97% angegeben (Stibler, 1991). Meist wurde damit ein Trinkverhalten identifiziert, das bei Alkoholkranken eine längere Einnahme von mindestens 60 g Ethanol/Tag bis 2 Tage vor Untersuchung umfasste, bei Frauen scheint die Sensitivität jedoch geringer als bei Männern zu sein. Seltene Ursachen für falsch positive Befunde können auch nicht-alkoholische Leberschädigungen oder das Carbohydrate-Deficient-Glykoprotein-Syndrom sein (Alkohol und Alkoholfolgekrankheiten, Springer Verlag, 2005). Da die Halbwertszeit eines erhöhten CDT-Spiegels bei 2 Wochen liegt, entsprechend rasch normalisieren sich pathologische Befunde, kann CDT auch als Rückfallmarker in Therapieprogrammen eingesetzt werden (Anton et al, 2002).

Chronischer Alkoholkonsum führt außerdem zu Veränderungen des Blutbildes, wobei alle drei hämatopoetischen Zellreihen (Erythro-, Leuko-, Thrombozytopoese) betroffen sind (Alkohol und Alkoholerkrankungen, Springer Verlag, 2005). Die Makrozytäre Anämie mit einer Erhöhung des mittleren korpuskulären Erythrozytenvolumens (MCV) ist ein häufiges Zeichen einer alkoholtoxischen Schädigung. Die Bestimmung des MCV gilt als einfache, kostengünstige, im Vergleich zur GGT zwar weniger sensitive, aber spezifischere Methode, da nichtalkoholische Ursachen für eine Makrozytose (>96 fl) nur relativ selten vorkommen (Blutverluste, Folatmangel, hämatologische Erkrankungen). Wenn sowohl GGT als auch MCV erhöht sind, ist exzessiver Alkoholkonsum eine sehr wahrscheinliche Ursache. Aufgrund der Überlebenszeit der Erythrozyten von ca. 120 Tagen können länger zurückliegende Trinkphasen erfasst werden. Eine Leukozytopenie (< 4000/µl) findet sich bei chronisch Alkoholkranken nur in weniger als 8% der Fälle und eine Thrombozytopenie (<150.000/µl) als Folge der verkürzten Lebensdauer der Thrombozyten bei 14-81% (Levine et al, 1986). Nach Beendigung der Alkoholzufuhr ist häufig nicht nur eine Normalisierung, sondern sogar eine Rebound-Thrombozytose zu beobachten (Alkohol und Alkoholfolgekrankheiten, Springer Verlag, 2005).

Grundsätzlich ist anzumerken, dass bei der Überprüfung einer Alkoholerkrankung mit Hilfe laborchemischer Marker weniger die Einzelwertbestimmung sondern vielmehr die Verlaufskontrollen Aussagekraft haben. Die Bewertung der Ergebnisse muss außerdem stets mit Berücksichtigung aller Parameter erfolgen.

Um die Aussagekraft der traditionellen Biomarker für die Beurteilung einer Alkoholabhängigkeit zu erhöhen, wurde auch die Kombination dieser Parameter mit weiteren bedeutungsvollen Biomarkern (Homocystein und Folsäure) überprüft (Rinck et al, 2007). Das Ergebnis zeigte geschlechtsspezifische Unterschiede. Die besten Resultate wurden bei Männern erzielt mit Kombination der Parameter CDT, MCV, GGT, Homocystein und Folsäure. Bei Frauen wurden ähnliche Ergebnisse erreicht durch Kombination von MCV und CDT. Mit Berücksichtigung geschlechtsspezifischer Unterschiede kann eine Kombination der traditionellen Laborparameter mit den Biomarkern Homocystein und Folsäure eine zuverlässige Unterstützung sein Patienten mit starkem Alkoholkonsum zu identifizieren um weitere Komplikationen vorzubeugen (Rinck et al, 2007). In Studien konnte außerdem nachgewiesen werden, dass erhöhte Homocystein- und Prolaktinplasmawerten assoziiert sind mit einem erhöhten Risiko eines Entzugskrampfanfalles und die gemeinsame Bestimmung dieser Parameter könnte in der klinischen Praxis hilfreich sein das individuelle Anfallsrisiko einzuschätzen (Hillemacher et al, 2007).

9. Hypothesen zu VEGF-A

Aufgrund der Vorstudien, die deutliche neuroprotektive Eigenschaften von VEGF-A zeigen, und dem bekannten Einfluss von VEGF-A auf die Angioneogenese mit Beachtung der präklinischen Daten, die einen Einfluss der Alkoholintoxikation auf die periphere VEGF-Expression aufweisen, entwickelten wir folgende Hypothesen:

1. VEGF-A Serumspiegel sind bei alkoholabhängigen Patienten verändert.
2. Diese Veränderung ist eine direkte Folge der Alkoholabhängigkeit und der hiermit verbundenen häufigen Alkoholintoxikationen.
3. Die Alkoholintoxikation ist mit einer Erhöhung der VEGF-A Serumspiegel assoziiert. Wiederholte Alkoholintoxikationen und eine längere Dauer der Alkoholabhängigkeit (life time drinking) sind dementsprechend mit höheren VEGF-A Serumspiegel assoziiert.
4. Möglicherweise kann VEGF-A auch Aussagen über die Schwere der Alkoholabhängigkeit geben. Dies soll anhand einer eventuell vorhandenen Assoziation mit Punktwerten der SESA-Skala gemessen werden.

5. VEGF-A Serumspiegel verändern sich im Zuge des Alkoholentzugs als Zeichen der Regeneration gestörter neuroadaptiver Prozesse.
6. Die VEGF-A Serumspiegel korrespondieren aufgrund der zytokinen Eigenschaften von VEGF-A mit anderen Markern der Alkoholabhängigkeit wie zum Beispiel einer Veränderung der Leberenzymparameter und Blutbildveränderungen (MCV, Thrombozytenwerte).
7. Es besteht auch eine Assoziation zwischen VEGF-A Serumspiegeln und psychometrischen Dimensionen wie Depression, Angst und Alkoholcraving.

10. Methodenteil

Die Studie war Teil einer groß angelegten Studie, die es zum Ziel hat, neurobiologische Grundlagen der Alkoholabhängigkeit zu untersuchen (NENA-Studie: Studies in Neuroendocrinology and Neurogenetics in Alcoholism). Diese wurde von der Ethik-Kommission der Medizinischen Fakultät der Friedrich-Alexander-Universität Erlangen-Nürnberg, in Übereinstimmung mit der 1983 revidierten Helsinki Deklaration von 1975, genehmigt und positiv bewertet. Von allen Probanden einschließlich Kontrollprobanden lag ein schriftliches Einverständnis über die Teilnahme an der Studie vor.

Ziel der vorliegenden Studie ist es, Veränderungen der im Serum messbaren Spiegel des Neuropeptids VEGF-A bei Patienten, die unter einer Alkoholabhängigkeit leiden, zu untersuchen. Um die Ergebnisse der Patienten mit einer Abhängigkeitserkrankung richtig einordnen zu können, sollen sie mit Werten, die an gesunden Kontrollprobanden erhoben wurden, verglichen werden.

Um dies nachzuweisen wurden in dieser Studie VEGF-A Serumspiegel untersucht bei alkoholabhängigen Patienten zum Zeitpunkt der Studienaufnahme, am Tag 7 und am Tag 14 des Alkoholentzugs und verglichen mit den VEGF-A Serumspiegel einer gesunden Vergleichsgruppe.

10.1. Patientenkollektiv

Insgesamt wurden 76 männliche Patienten in die Studie eingeschlossen. Bei sämtlichen Patienten waren die Kriterien der Alkoholabhängigkeit nach ICD-10 erfüllt und sie wurden alle an der Klinik für Sucht und Psychotherapeutische Medizin des Klinikums am Europakanal in Erlangen zum stationären Alkoholentzug aufgenommen. Die Begründung für den Einschluss ausschließlich männlicher Patienten liegt darin, dass geschlechtsspezifische Einflussfaktoren auf die VEGF-A Expression bekannt sind und diese möglicherweise die Ergebnisse verfälscht hätten (Crisostomo et al, 2007). Patienten, die an einer anderen psychiatrischen Erkrankung außer der Alkoholabhängigkeit, einer somatischen Krankheit, insbesondere einer positiven Anamnese hinsichtlich maligner Erkrankungen oder einer Regulationsstörung der Hypothalamus-Hypophysen-Nebennierenrinden (HPA)-Achse, litten, wurden nicht mit in die Studie aufgenommen. Sämtliche Patienten wurden detailliert körperlich-neurologisch untersucht und es wurden im Rahmen eines ärztlichen Interviews wichtige soziodemografische Daten erhoben.

Die Laborkontrollen erfolgten jeweils zwischen 8-10 Uhr morgens in nüchternem Zustand und wurden erstmalig am Tag der stationären Aufnahme bestimmt und an den Tagen 7 und 14 des Alkoholentzugs nachuntersucht. Da die untersuchten Blutparameter physiologischen Schwankungen unterliegen, erfolgten die Blutentnahmen stets morgens zwischen 8:00 und 10:00 Uhr. Um mögliche Veränderungen durch eine Nahrungsaufnahme zu vermeiden, waren die Patienten zum Zeitpunkt der Blutentnahme nüchtern. Die gewonnenen Blutproben wurden unmittelbar nach der Entnahme auf Eis gelagert und anschließend zur Separation des Serums 20 Minuten (bei 3600 U) zentrifugiert und aliquotiert. Der so gewonnene Überstand wurde bis zur Analyse bei durchschnittlich –80 Grad Celsius unter Ausschluss zwischenzeitlichen Wiederauftauens aufbewahrt.

10.2. Kontrollprobanden

Die Gruppe der Kontrollprobanden besteht aus 38 gesunden Personen männlichen Geschlechts, die aktuell an keiner körperlichen oder psychiatrischen Erkrankung leiden. Männer zwischen 18 und 75 Jahren wurden für die Kontrollprobandengruppe rekrutiert. Die Studienteilnahme war freiwillig und alle Probanden willigten schriftlich zur wissenschaftlichen Verwendung ihrer Blutproben und personenbezogenen Daten ein. **Ein zustimmendes Votum für die Rekrutierung der Kontrollprobanden wurde von der zuständigen Ethik-Kommission der Universität Erlangen-Nürnberg eingeholt.**

In einem ärztlichen Interview wurden soziodemografische Daten und eine ausführliche Anamnese erhoben. Personen mit irgendeiner Art an psychiatrischer oder somatischer Erkrankung sowie Personen, die eine positive Anamnese für eine Tumorerkrankung aufwiesen, wurden von der Studie ausgeschlossen. Zusätzlich erfolgte eine standardisierte Testung zur Erfassung von möglichen gegenwärtigen Abhängigkeitserkrankungen (Alkohol- und Nikotinabhängigkeit) mit Hilfe des CAGE-Tests und des Alcohol Use Disorders Identification Test – Alcohol Consumption Questions (AUDIT-C)-Testinstrumentariums. CAGE ist die Abkürzung für die vier Fragen des Testinstrumentariums „Cut down", „Annoyed", „Guilty" und „Eye opener". Mögliche depressive Symptome oder manifeste depressive Erkrankungen in der Gruppe der Kontrollprobanden wurden mit Hilfe des Beck Depression Inventory (BDI) untersucht. Zum Ausschluss einer vorliegenden Angsterkrankung wurden die speziellen Fragebögen des State Trait Anxiety Inventory I und II (STAI I und STAI II) genutzt. Personen, die an einer dieser Erkrankungen litten, wurden aus der Studie ausgeschlossen. Um die Untersuchung eines eventuellen Zusammenhangs zwischen der Konzentrationsleistung und den erhobenen Blutparametern zu ermöglichen, wurde als Konzentrationsleistungstest der Trail Making Test A und B (TMT A und B) durchgeführt.

Die erforderlichen Blutentnahmen erfolgten wie beim Patientenkollektiv stets morgens zwischen 8:00 und 10:00 Uhr. Alle Kontrollprobanden waren zum Zeitpunkt der Blutentnahme nüchtern. Die gewonnenen Blutproben wurden unmittelbar nach der Entnahme auf Eis gelagert und anschließend zur Separation des Serums 20 Minuten (bei 3600

U) zentrifugiert und aliquotiert. Der so gewonnene Überstand wurde bis zur Analyse bei durchschnittlich –80 Grad Celsius unter Ausschluss zwischenzeitlichen Wiederauftauens aufbewahrt.

10.3. Bestimmung des VEGF-A Serumspiegels

Die Bestimmung des VEGF-A Serumspiegels erfolgte mit Hilfe eines Enzyme Linked Immunosorbent Assay (ELISA). Bei diesem Nachweisverfahren handelt es sich um eine Kombination aus einem Immunassay (Antigen-Antikörperreaktion) mit einer enzymatischen Farbreaktion. Der hier verwandte R&D-Duo Set Elisa enthält die Basiskomponenten, die für die nicht-kompetitive Sandwich Elisa Technik zur Messung der natürlichen und rekombinanten Isoform des Vascular Endothelial Growth Factor $VEGF_{165}b$ (VEGF165) notwendig sind. Der Testbereich erstreckt sich von 62,5-4000 pg/ ml. Die untere Bestimmungsgrenze lag bei 25 pg/ml. Der intraassay und interassay Variationskoeffizient lag bei diesen Laboruntersuchungen bei 5.8 und 7.2%.

Die technische Anwendung des Sandwich-ELISAs wurde folgendermaßen durchgeführt:

Es werden im Sandwich-ELISA zwei Antikörper verwendet, die hochspezifisch an das nachzuweisende Antigen binden, jedoch an unterschiedlichen Determinanten des Antigens, um nicht kompetitiv zu sein.

Zunächst müssen alle Reagenzien auf Raumtemperatur gebracht werden. Anschließend folgt die Vorbereitung der Mikrotiterplatten. Eine Mikrotiterplatte ist eine Anordnung von 96 kleinen Reaktionsgefäßen in einer Kunststoffplatte (96-Well-Platten). Der Auffang-Antikörper (Capture Antikörper, Maus-anti-Human $VEGF_{165}b$) wird zur Erlangung der notwendigen Konzentration in PBS (Phosphat buffered saline) Lösung verdünnt. Sofort wird dann eine 96-Well-Platte mit 100 µL des verdünnten Capture Antikörper pro Kavität befüllt. Die Platte wird schließlich abgedichtet und über Nacht bei Raumtemperatur inkubiert. Im nächsten Schritt wird der Inhalt der Platte gut aspiriert und die Platte mit Waschpuffer (PBS mit 0,05% Tween20) gewaschen. Dieser Vorgang wird noch zweimal wiederholt, so dass insgesamt drei Waschungen erfolgen. Es werden die Platten jeweils mit 400 µL Waschpuffer mit einer Spritze gefüllt. Die komplette Entfernung der Flüssigkeit bei jedem Schritt ist essentiell für eine gute Leistung. Nach der letzten Waschung werden noch alle verbleibenden Waschpufferreste durch Aspiration entfernt. Dann wird in jede Vertiefung der Mikrotiterplatte 300 µL Reagenzflüssigkeit (PBS mit 1% BSA) gegeben. Es folgt eine Inkubationszeit von 60 Minuten Raumtemperatur. Anschließend wird der Inhalt erneut aspiriert und mit der Waschpufferlösung dreimal gewaschen.

Nach abgeschlossener Vorbereitung der Well-Platten folgt das Testverfahren. 100 µL der Proben bzw. der Standardproben in der Reagenzflüssigkeit werden pro Vertiefung gegeben. Nach Versiegelung der Platte erfolgt folgt eine zweistündige Inkubation bei Raumtemperatur. Erneut werden die Flüssigkeiten entfernt und die Titerplatte dreimal gewaschen. Im nächsten Schritt werden die Kavitäten mit 100 µl Detektionsantikörper (biotinylierter Maus-anti-Human $VEGF_{165}$ b) aufgelöst in Reagenzflüssigkeit gefüllt. Anschließend wird erneut die Platte mit einem Klebestreifen abgedeckt und zwei Stunden bei Raumtemperatur inkubiert. Das Entfernen der Flüssigkeit und die Waschungen schließen sich an. 100 µL der Arbeitsverdünnung mit Meerettichperoxidase konjugiertem Streptavidin werden in jede Vertiefung gegeben. Die Platte wird abgedeckt und es folgt wieder eine Inkubationsdauer von 20 Minuten bei Raumtemperatur. Direkte Lichteinstrahlung ist zu vermeiden. Jeder nächste Schritt erfordert das Entfernen der Flüssigkeit und die Waschungen. Mit 100 µL der Substratlösung, eine 1:1 Mischung aus H_2O_2 und Tetramethylbenzidin, beginnt schließlich die Farbreaktion mit wieder 20-minütiger Inkubation. Die Zugabe von 50 µL 2 N Schwefelsäure stoppt dann die enzymatische Farbreaktion, dabei soll leicht auf die Platte getippt werden um ein gründliches Durchmischen sicherzustellen. Die optische Dichte wird sofort anschließend mit dem Mikrotiterplattenlesegerät bei einer Wellenlänge von 450 nm bestimmt.

Für die Berechnung der Ergebnisse wird der Durchschnitt gebildet vom doppelten Wert jeder Standardprobe, jeder Kontrolle und jeder Probe. Die optische Dichte des durchschnittlichen Nullstandards wird jeweils abgezogen. Eine Standardkurve wird erstellt mit Hilfe einer Computersoftware. Alternativ wird eine Standardkurve erstellt, indem die mittlere Absorption eines jeden Standards auf der y-Achse gegen die Konzentration auf der x-Achse dargestellt wird und eine optimal angepasste Kurve durch die Punkte auf dem Graphen gezeichnet wird. Die Daten können linearisiert werden durch Darstellung des Logarithmus der $VEGF_{165}b$ Konzentrationen gegen den Logarithmus der Optischen Dichte und die am besten angepasste Linie kann durch eine Regressionsanalyse bestimmt werden.

11. Testverfahren zur Untersuchung des Patientenkollektivs

11.1. Messung des Alkoholcravings

<u>Obsessive Compulsive Drinking Scale (OCDS)</u>

Typischerweise kommt es im Rahmen des Alkoholentzugs zum so genannten Alkoholverlangen (engl. Craving), das unter anderem auch prognostisch bedeutsam ist für spätere Alkoholrückfälle (Mason et al, 2009).

Die „Obsessive Compulsive Drinking Scale" (OCDS) wurde entwickelt um das Obsessive und Zwanghafte (Kompulsive) des Alkoholverlangens (engl. Craving) und des Trinkverhaltens einer alkoholmissbrauchenden bzw. alkoholabhängigen Person in Form einer Self-Rating-Skala zu quantifizieren (Anton et al, 1995).

Die Grundlage ist im „Yale-Brown Obsessive Compulsive Scale" (Y-BOCS) zu sehen, einem zehn Punkte umfassenden Fragebogen in Interviewform. Ziel war es sowohl die obsessiven als auch die zwanghaften (kompulsiven) Aspekte der Alkoholabhängigkeit zu erfassen (Goodman et al, 1989a, 1989b). Modell et al. erweiterten den Test auf „heavy drinkers" (Y-BOCS-hd), um das Ausmaß der obsessiven und zwanghaften Gedankenmuster von Alkoholabhängigen zu quantifizieren und dieses mit Patienten zu vergleichen, die unter einer obsessiv-zwanghaften Erkrankung litten (Modell et al, 1992a, 1992b).

Daraufhin setzten sich Anton et al. zum Ziel den Test zeit- und kosteneffektiver zu gestalten, um eine intensivierte Verwendung im klinischen Alltag zu ermöglichen. Ein eigenständig auszufüllender Fragebogen (OCDS) wurde entwickelt. Die 14 Items sind in 2 Teile mit je 7 Fragen getrennt. Die Gesamtpunktzahl entspricht der Summe der Einzelwertungen, wobei den Fragepaaren 1 und 2, 7 und 8, 9 und 10 sowie 13 und 14 nur die jeweils höhere Wertung eingeschlossen wird. Somit ergibt die Summe der ersten fünf Fragen einen Punktwert, der die obsessiven Gedanken an Alkohol repräsentiert, die Punktesumme der letzten fünf Items steht hingegen für das zwanghafte Trinkverhalten (Anton et al, 1995). Für die Bearbeitung werden 5–10 Minuten benötigt. Durch Summation der beiden Subskalen erhält man den OCDS-Gesamtpunktwert.

Der OCDS gilt als sensitives und spezifisches Werkzeug zur Erfassung der obsessiven und zwanghaften Komponenten des Suchtverlangens (Craving) bei alkoholabhängigen Patienten (Anton et al, 1995). Vorteil ist auch, dass dieses Instrument nicht abhängig ist von Folgen des Trinkens auf die Umwelt.

Der OCDS soll darüber hinaus zum Verlaufsmonitoring einer Entzugsbehandlung Alkoholabhängiger genutzt werden können. Der Fragebogen scheint sensitiv in Bezug auf den Schweregrad des Alkoholismus zu sein. Sowohl die OCDS-Gesamtsumme als auch die Teilsummen unterscheiden signifikant zwischen Individuen, die im Verlauf der Behandlung abstinent blieben bzw. teilweise oder vollständig rückfällig wurden, wobei letztere die höchsten Werte erzielten (Anton et al, 1996). Signifikant erhöhte Werte im gesamten OCDS und im obsessiven Teil des Tests scheinen bei nicht stationär behandelten Alkoholabhängigen den schweren Rückfällen voraus zu gehen (Bottlender und Soyka, 2004). Zusätzlich fanden sich auch erhöhte Werte in dem Teil, der die Trinkkontrolle bzw. die Trinkkonsequenzen erfasst. Zu einem ähnlichen Ergebnis kamen auch Flannery et al., die im obsessiven Teil des Tests eine stärkere Vorhersage für nachfolgendes Trinken erkannten als im Trinkverhalten in der Woche vor Behandlungsbeginn (Flannery et al, 2003; Flannery et al, 1999). Die OCDS bekommt somit wachsenden Stellenwert für die Vorhersage eines Rückfalls während einer Entzugsbehandlung. Der OCDS wurde in etliche Sprachen übersetzt, z.B. ins Deutsche (OCDS-G) (Mann et al, 2000), und in zahlreichen Studien zur Messung des Alkohol-Cravings verwendet. In der vorliegenden Studie kommt die deutsche Version von Mann und Ackermann (Mann et al, 2000) zum Einsatz. Untersucht wurde in dieser Studie sowohl ein Zusammenhang zwischen den VEGF-A Serumspiegel und der obsessiven bzw. der kompulsiven Subskala und auch zwischen den VEGF-A Serumspiegel und dem OCDS-Gesamtpunktwert.

Penn Alcohol Craving Scale (PACS)

Das Instrument wurde in verschiedenen klinischen Studien an der Universität des Pennsylvania Treatment Research Center genutzt. Die PACS besteht aus 5 Items mit eigenständiger Bearbeitung durch den Probanden. Beinhaltet sind Fragen nach der Häufigkeit, der Intensität und Dauer des Cravings, der Fähigkeit dem Alkoholkonsum zu widerstehen und nach einem Gesamtmaß des Alkoholcravings der vorausgehenden Woche. Die PACS bewies eine herausragende innere Beständigkeit. Ebenso wurde Vorhersagegültigkeit durch die Analyse des Cravings während der zweiten Studienwoche auf die Folge eines Alkoholrückfalls im Verlauf der 3.-12. Woche nachgewiesen. Validität wurde gezeigt durch die Konvergenz mit anderen Messinstrumenten für die Einschätzung des Cravings wie die OCDS. Das Fehlen einer Korrelation zwischen den PACS-Werten mit verschiedenen anderen Non-Craving-Messinstrumenten weist ebenso darauf hin, dass PACS eine gute Unterscheidungsgültigkeit hat. **Zusätzliche Analysen enthüllten, dass die während der ersten 3 Wochen erhobenen Cravingwerte sich signifikant unterschieden haben zwischen denen, die in der weiteren Verlaufsbeobachtung von der 3. bis 12. Woche rückfällig wurden und denen, die nicht rückfällig wurden.** Die PACS ist somit ein zuverlässiges und valides Messinstrument des Cravings und kann deshalb vorhersagen, welche Indivuen ein Risiko haben für einen folgenden Rückfall (Flannery et al, 1999).

Die PAC-Scale verwendet Beschreibungen gekoppelt an eine numerische Skalierung von 0 bis 6. Die Skala wird genutzt im Kontext mit verschiedenen Behandlungsverfahren wie Pharmako- und Psychotherapie. Sie gilt als Messinstrument für die Verknüpfung zwischen selbstberichteten Craving und nachfolgendem Trinken mit der Überprüfung der Einflussnahme von Medikamenten auf das Craving. Auch in der klinischen Praxis ist sie sehr hilfreich.

Im Unterschied zur OCDS wird Craving an der Trinkgewohnheit (spezifisch der Trinkhäufigkeit), der Häufigkeit des Auftretens von Gedanken an das Trinken von Alkohol und der Möglichkeit, der Versuchung Alkohol zu trinken zu widerstehen verankert. Somit bietet die PACS einen ganz anderen Ansatzpunkt das Craving zu erfassen. Es existiert auch eine elektronische Form der PACS. Die selbstständige Bearbeitung am Computer dauert nur 1-2 Minuten. In der vorliegenden Studie wurde die Skala nicht am Computer bearbeitet und es wurde eine deutsche Übersetzung der PACS eingesetzt, die im Rahmen der Studie validiert wurde. Die PACS ist ein nützliches klinisches Instrument das Ausmaß des Cravings einzuschätzen, welches dem folgenden Trinken vorausgeht. Mit diesen Informationen können Therapiestrategien für die Klienten dem Craving gewachsen zu sein entwickelt werden und somit den Zyklus zwischen Craving und Alkoholkonsum zu durchbrechen (Flannery et al, 1999)

Visuelle Analogskala (VAS)

Die Messung des subjektiven Schweregrades der Entzugssymptomatik erfolgte mit Hilfe der Visuellen Analogskala (VAS). Die VAS wurde erstmalig von Hayes und Paterson 1921 als graphische Einschätzskala beschrieben und von Aitken 1969 als Messprinzip für klinische Fragestellungen propagiert. Die Einfachheit dieser Skala führt zu einer hohen Compliance und darüber hinaus ist sie ein zuverlässiges Instrument eindimensionale Konstrukte wie subjektive Empfindungen zu messen (Ahearn, 1997). Der Proband wurde aufgefordert, auf einer Linie durch einen senkrechten Strich den subjektiven Schweregrad der Entzugssymptomatik zu markieren. Die Senkrechte kann maximal 100 mm Länge betragen mit den zwei entgegen gesetzten Polen „keine Entzugssymptomatik" und „extreme Entzugssymptomatik". Die gemessene Länge des senkrechten Striches ergibt die subjektive Einschätzung des Schweregrades. Auf diese Art und Weise kann eine Beurteilung des gegenwärtigen Entzugsniveaus sowie der Entwicklung des Entzugsniveaus in der Verlaufsbeobachtung erfolgen. Zusammenfassend ist jedoch die

Aussagekraft an Hand eines Ein-Item-Verfahrens begrenzt, da wichtige Einzelaspekte des Alkoholentzugs nicht abgebildet werden können.

11.2. Messung der affektiven Symptome

Beck Depressionsinventar (BDI)

Die erste aus dem angloamerikanischen Bereich stammende Variante, verfasst von Beck et al. im Jahr 1961, war zunächst als Mischung aus Fremd- und Selbstbeurteilungsinstrument vorgesehen. 1978 wurde die erste Version modifiziert und durch eine heute noch gültige Version durch Beck & Steer ersetzt. Das Beck Depressionsinventar gibt es in einer entsprechenden deutschen Version von Hautzinger et al. 1994. Grundlage für die Entwicklung des BDI waren klinische Beschwerden und Klagen depressiver Patienten. Beck setzt an den negativen Denkprozessen an und die 21 Items im Fragebogen stützen sich auf keine ätiologische Depressionstheorie. Es ist mittlerweile die am häufigsten weltweit verwendete Selbstbeurteilungsskala zur Erfassung der Schwere der depressiven Symptomatik (Kühner et al, 2007).

Der Proband wird zunächst aufgefordert sich die 21 Gruppen von Aussagen sorgfältig durchzulesen. Die Gruppen sind alphabetisch durchnummeriert. Inhaltlich werden in den 21 Items folgende Themen der Depression aufgegriffen

(A) traurige Stimmung,
(B) Pessimismus,
(C) Versagen,
(D) Unzufriedenheit,
(E) Schuldgefühle,
(F) Strafbedürfnis,
(G) Selbsthass,
(H) Selbstanklagen,
(I) Selbstmordimpulse,
(J) Weinen,

(K) Reizbarkeit,

(L) sozialer Rückzug,

(M) Entschlussunfähigkeit,

(N) negatives Körperbild,

(O) Arbeitsunfähigkeit,

(P) Schlafstörungen,

(Q) Ermüdbarkeit,

(R) Appetitverlust,

(S) Gewichtsverlust,

(T) Hypochondrie und

(U) Libidoverlust.

Jede Gruppe besteht aus 4 Aussagen mit einer Gewichtung von 0 bis 3. Die Aussage mit Punktwert 0 gibt jeweils ein ungestörtes Befinden wider. Die Intensität der subjektiv negativen Wahrnehmung nimmt bis Punktwert 3 zu. Der Proband soll die Aussage in jeder Gruppe heraussuchen, die am besten beurteilt, wie er sich in dieser Woche einschließlich heute gefühlt hat. Die dazugehörige Ziffer ist dann anzukreuzen. Falls mehrere Aussagen gleichermaßen zutreffen, können auch mehrere Ziffern markiert werden. Auf jeden Fall sind alle Aussagen vorher durchzulesen, bevor die Auswahl getroffen wird. Die Bearbeitungszeit umfasst ca. 10–15 Minuten. Für die Auswertung wird der Summenwert aller Aussagen gebildet. Dabei können sich Summenwerte von wenigsten 0 bis höchsten 63 ergeben. Die Schweregradeinteilung ergibt sich daraus wie folgt

- Für 0-9 Punkte ⇒ keine Depression,
- für 10-18 Punkte ⇒ milde bis moderate Depression,
- für 19-29 Punkte ⇒ moderat starke Depression und
- für 30-63 Punkte ⇒ starke Depression.

Das Testverfahren gilt als zuverlässiges, konsistentes, valides, sensibles und damit gut brauchbares Instrument zur Messung der Schwere der Depression und deren Veränderung. Der BDI ist somit gut geeignet für die differentialdiagnostische Abwägung und Verlaufsbeobachtung.

State-Trait-Anxiety Inventory (STAI I und II)

Das Instrument dient zur Beschreibung der Beziehung zwischen Angst als Zustand (State) und Angst als Eigenschaft (Trait) unter Berücksichtigung unterschiedlicher Situationseinflüsse und verschiedener intrapsychischer Prozesse. Den theoretischen Kontext für diesen Test bildet das Hull'sche Triebkonzept (1943). Hull postulierte, dass es den Trieb nur in der Einzahl gibt, d.h. nur allgemeine Antriebsfunktion besitzt, keine auswählende und steuernde Funktion. Durch den Punktescore auf einem Angstfragebogen kann auf das Triebniveau einer Person geschlossen werden. Patienten mit einem hohen Triebniveau reagieren stärker auf einen Reiz. Das STAI von Spielberger et al. (1970) spezifiziert dieses Konzept und komplettiert es. Das deutschsprachige Verfahren stammt bereits von 1981 (Laux et al, 1981).

Das Testverfahren besteht aus 2 voneinander unabhängigen Selbstbeschreibungsskalen, die je nach Fragestellung zusammen oder jede für sich eingesetzt werden können. Der STAI-I dient der Erfassung des Angstniveaus zum Zeitpunkt der Bearbeitung des Fragebogens (state-Angst), wohingegen der STAI-II das generelle Angstniveau des Probanden einschätzt (trait-Angst). In der Studie wurden beide Skalen eingesetzt. Der Proband sollte auf einer vierstufigen Skala ankreuzen, wie sehr die einzelne Aussage auf ihn zutrifft. Es durfte nur ein Kreuz gesetzt werden. Der jeweils zu erhebende Punktwert lag je nach Zustimmung zu einer Aussage zwischen wenigstens 1 bis höchstens 4.

Die State-Skala besteht aus 20 Feststellungen eines Zustandes, mit denen der Proband beschreiben soll, wie er sich jetzt, d.h. in diesem Moment fühlt. 10 Aussagen sind in Richtung Angst formuliert (z.B. ich bin angespannt) und 10 Aussagen sind in Richtung Angstfreiheit formuliert (z.B. ich bin froh). Die Aussagen sind nicht nach der jeweiligen Kategorie sortiert aufgelistet, um einer Tendenz entgegenzuwirken. Die vierstufige Skala steigt nach der Tendenz der Zustimmung.

Die Trait-Skala misst die generelle Angsteigenschaft einer Person, d.h. bezieht sich auf relativ stabile interindividuelle Unterschiede in der Neigung, Situationen als beängstigend zu bewerten und hierauf mit einem Anstieg der Zustandsangst zu reagieren. Spezifische Situationen werden dargestellt mit der individuellen Bewältigungsstrategie (z.b. ich verpasse günstige Gelegenheiten, weil ich nicht schnell genug entscheiden kann). Angeeignete Bewältigungsstrategien und bisherige Erfahrungen haben Einfluss. Die Trait-Skala besteht ebenso aus 20 Items und die Bewertung erfolgt mit einer entsprechenden vierstufigen Skala, deren Punktwerte von wenigstens 1 bis höchstens 4 steigen mit zunehmender Häufigkeit der Zustimmung. 13 Items sind in Richtung „Angst" formuliert (z.b. mir fehlt es an Selbstvertrauen) und 7 Items in Richtung „Angstfreiheit" (z.b. ich bin zufrieden). Der Proband wird gefragt, wie er sich im Allgemeinen fühlt und er soll nur ein Kreuz bei jeder Aussage setzen. Der Proband soll nicht lange überlegen und die für ihn am besten passende Aussage markieren. Die Bearbeitungszeit umfasst wie bei der State-Skala nur wenige Minuten. Der Begriff „Angst" wird nicht genannt, in sämtlichen Feststellungen auf beiden Skalen nur umschrieben. Zunächst wird die State-Skala bearbeitet, um eine Beeinflussung der Trait-Skala zu vermeiden.

Die Auswertung erfolgt durch getrennte Berechnung der Summenwerte beider Skalen. Der Punktwert der Aussage entspricht der angekreuzten Nummer. Punktwerte einiger Aussagen werden korrigiert um Antwortverhalten, das generell in Richtung Angst oder Angstfreiheit tendiert, auszugleichen. In der Skala STAI-G Form X I wurden die Punktwerte der Items 1, 2, 5, 8, 11, 15, 16, 19 und 20 von 5 Punkten abgezogen, in der Skala X II waren es die Items 21, 26, 27, 30, 33, 36, und 39. Es können sich in der Gesamtberechnung pro Skala minimal 20 bis maximal 80 Punkte ergeben. Die Erhebung der Trait-Angst erfolgte einmalig zum Aufnahmezeitpunkt (Tag 1) in die Studie. Die Erhebung der State-Angst erfolgte an allen drei Untersuchungszeitpunkten.

11.3. Messung der Schwere der Alkoholabhängigkeit

<u>Skala zur Erfassung der Schwere der Alkoholabhängigkeit (SESA)</u>

In der Studie wurde die SESA-Skala für die Erfassung der Schwere der Alkoholabhängigkeit genutzt. Hintergrund für diese Skala ist das Alkoholabhängigkeitssyndrom definiert von Edwards & Gross 1976. Die beiden Autoren beschrieben Kernsymptome der Alkoholabhängigkeit und trennten diese von alkoholbezogenen Begleitstörungen, welche nicht zwingend die Abhängigkeit als Problem begleiten (z.b. somatische Erkrankungen). Edwards und Gross (Edwards et al, 1976) formulierten, dass das Alkoholabhängigkeitssyndrom in verschiedenen Schweregraden existiert, was perspektivisch von Bedeutung für differentielle Therapieangebote ist. Die dimensionale Betrachtung der Alkoholabhängigkeit von Edwards und Gross bildete auch eine Grundlage für die nach ICD-10 und DSM-IV definierte Abhängigkeitsdiagnose. In Deutschland schufen schließlich John et al. 2001 ein deutschsprachiges diagnostisches Testverfahren zur Beurteilung des Schweregrades einer Alkoholabhängigkeit, die SESA, ebenso basierend auf den theoretischen Grundlagen des Abhängigkeitssyndroms. Die SESA ist in deutscher und in englischer Sprache (The Severity Scale of Alcohol Dependence) verfügbar.

Mit 28 Items kann der Ausprägungsgrad folgender Kernsymptome eingeschätzt werden:
- Einengung des Trinkverhaltens,
- Körperliche Entzugssymptome,
- Alkoholkonsum zur Vermeidung von Entzugssymptomen,
- Psychische Entzugssymptome (Verlangen),
- Extreme Toleranzsteigerung und
- Toleranzumkehr.

Weitere 5 Zusatzitems dienen der Erfassung des Wiederauftretens des Syndroms nach Abstinenz. Der Fragebogen ist durch Selbstankreuzen zu bearbeiten mit einer fünfstufigen Skala nach Häufigkeiten untergliedert. Die Bearbeitungszeit umfasst 5–10 Minuten. Die Skala ist validiert durch Vergleiche mit bewährten Instrumenten der Alkoholabhängigkeit (SCAN und CIDI). Darüber hinaus zeigen sich Zusammenhänge mit weiteren international bewährten diagnostischen Instrumenten zur Alkoholabhängigkeit wie MALT (Münchner Alkoholismus-Test) und MAST (Michigan Alcohol Screening Test). Die Auswertung erfolgt durch das Berechnen der Summenwerte, die entsprechend der einzelnen Subskalen gewichtet werden.

12. Testverfahren zur Untersuchung der gesunden Kontrollprobandengruppe

Bei den Kontrollprobanden wurden ebenso der BDI zur Abklärung depressiver Symptome und der STAI I und II zur Abklärung einer vorliegenden Angststörung eingesetzt. Die weiteren Testverfahren überprüften eine möglicherweise vorhandene Alkoholerkrankung und untersuchten das Konzentrationsvermögen.

12.1. Abklärung einer Alkoholabhängigkeit und eines Alkoholmissbrauchs

<u>Cut down drinking–Annoyance–Guilty–Eye opener–Test (CAGE)</u>

CAGE ist die Abkürzung für die vier Fragen des Testinstrumentariums „Cut down", Annoyed", „Guilty" und „Eye opener". Der CAGE-Test ist ein kurzer, schnell durchzuführender, aus vier Fragen bestehender Test, der eine hohe Sensitivität zur Erfassung der Alkoholabhängigkeit in großen Gruppen aufweist, falls zwei bzw. drei positive Antworten als Kriterium genutzt werden (Mayfield et al, 1974). Liskow et al. zeigten 1995 in einer Studie mit Überprüfung einer vorliegenden Alkoholabhängigkeit bei 1667 männlichen Veteranen, dass der CAGE-Fragentest ein effektives, effizientes und leicht einsetzbares Messinstrument zur Erfassung einer Alkoholabhängigkeit im klinischen Setting ist (Liskow et al, 1995).

Der CAGE–Test wurde als Instrument für die erste Einschätzung bezüglich des Alkoholkonsumverhaltens bei den Kontrollprobanden herangezogen. Durch die Beantwortung einfacher kurzer Fragen können die Studienteilnehmer ihre Beziehung zum Alkohol selbst beurteilen. Die Fragen können mit „Ja" oder „Nein" beantwortet werden. Es soll die Antwort angekreuzt werden, die am ehesten zutrifft. Es wird gefragt nach dem Gefühl den Alkoholkonsum reduzieren zu müssen, nach Ärger bei Kritik des Trinkverhaltens, nach Gewissensbissen wegen des Alkoholkonsums und nach erstem Alkoholkonsum morgens zur Beruhigung. Zwei bejahte Antworten und mehr weisen darauf hin, dass Probleme im Zusammenhang mit übermäßigem Alkoholkonsum existieren könnten. Der CAGE–Test ist schnell und einfach durchzuführen. Er hat sich als Screening–Test für die Früherkennung einer Alkoholproblematik bewährt und wird auch in Arztpraxen und sozialen Diensten genutzt. Sowohl zur Diagnosestellung als auch zum Ausschluss sind aber noch weitere differentialdiagnostische Schritte notwendig.

Alcohol Use Disorders Identification Test (AUDIT)

Ein weiteres Screening-Instrument, das neben der Diagnose einer Alkoholabhängigkeit auch für die Frühdiagnose eines Alkoholmissbrauchs und für die Diagnose von Alkoholproblemen geeignet ist, ist der Alcohol Use Disorders Identification Test (AUDIT) (Saunders et al, 1993), der auch in deutscher Version vorliegt. Anders als im CAGE-Test werden neben der Missbrauchs- und Abhängigkeitssymptomatik auch Konsummuster wie Häufigkeit, Menge und Intensität gefragt. Der Test besteht aus 10 Kernfragen, die vom Probanden bearbeitet werden. In der Studie wurde die Kurzform des AUDIT-Fragebogens – der AUDIT-Alcohol Consumption Questions „AUDIT-C" genutzt. Dieser besteht nur aus drei Fragen, den ersten 3 Fragen der 10 Kernfragen. Nach neuesten Studien ist die Kurzform als Screening ebenfalls gut geeignet. Je Frage können maximal 4 Punktwerte erreicht werden. Diese werden zu einem Gesamtpunktwert addiert, so dass der Maximalpunktwert 12 beträgt. Ein so errechneter Gesamtpunktwert von 4 und mehr bei Männern und 3 und mehr bei Frauen bedeutet ein positives Ergebnis im Sinne eines erhöhten Risikos für alkoholbezogene Störungen (riskanter, schädlicher oder abhängiger Alkoholkonsum) und spricht damit für die Notwendigkeit zu weiterem Handeln.

12.2. Messung der Konzentrationsleistung

Trail Making Test A und B (TMT A und B)

Der Trail Making Test (TMT) gehört zu den am meisten genutzten neuropsychologischen Testverfahren (Perianez et al, 2007). Der Test wurde ursprünglich entwickelt als Teil der Army Individual Test Battery (1944). Bald wurde er als ein sensitiver Indikator bei Hirnschädigung anerkannt und anschließend in die Halstead-Reitan Battery aufgenommen (Perianez et al, 2007). Das Testverfahren ist schnell durchzuführen, einfach einzusetzen und es ist kein teures neuropsychologisches Testinstrument (Horton et al, 2001). Es wird schon länger als ein halbes Jahrhundert lang dazu genutzt kognitive Dysfunktionen zu überprüfen (Reitan, 1958) in einer Vielzahl von klinischen und anderen Therapiesettings (Horton, 1979).

Der Trail Making Test besteht aus 2 Subtests, Teil A und Teil B, und muss so schnell und so genau wie möglich durchgeführt werden (Perianez et al, 2007). Der erste Teil kann zur Erfassung der kognitiven Verarbeitungsgeschwindigkeit benutzt werden und ist dem Zahlenverbindungstest sehr ähnlich. Auf einem Blatt sind in randomisierter Anordnung Kreise mit Zahlen von 1-25 gedruckt. Der Proband wird aufgefordert die Zahlen in der richtigen Reihenfolge so zügig wie möglich zu verbinden. Die dazu benötigte Zeit wird vom Untersucher gestoppt. Der Untersucher muss dabei die Versuchsperson genau beobachten, um alle Fehler, die gemacht werden, sofort zu bemerken. Die Versuchsperson wird auf den Fehler hingewiesen und wird auf den zuletzt richtig markierten Kreis zurückgeführt. Ab diesem Punkt muss der Proband den Test fortführen und die Stoppuhr wird während der Korrektur nicht angehalten. Nach Abschluss des ersten Teils folgt Teil B.

Der Teil B dient der Erfassung der geteilten Aufmerksamkeit. Dreizehn Kreise enthalten Zahlen von 1-13 und zwölf Kreise die Buchstaben A-L. Die Versuchsperson hat die Aufgabe, Zahlen und Buchstaben in alternierender Reihenfolge (1-A-2-B-3-C usw.) so schnell wie möglich zu verbinden. Ebenso wird der Proband bei einem Fehler sofort gestoppt und korrigiert.

Für jede der zwei Testversionen wird die Anzahl der Sekunden bis zur korrekten Vervollständigung festgehalten. Die Auswertung der Ergebnisse erfolgt mit Berücksichtigung des Alters der Versuchsperson und anschließender Zuordnung zu den Durchschnittswerten entsprechender Altersgruppen.

Der Trail Making Test gilt als gutes Messinstrument für die allgemeine mentale Leistungsfähigkeit. Das Testverfahren ist Teil der Neuropsychologischen Halstead-Reitan Test Batterie, dessen Fähigkeit Beeinträchtigungen zutreffend in einem großen Bereich neuropsychologischer Funktionen aufzudecken Forschungsergebnisse stützen. Sie ist die international bedeutendste Testbatterie (Enzyklopädie Psychologie, Hogrefe Verlag, 1983).

13. Statistik und Auswertung

Die statistische Auswertung erfolgte mit dem Statistikprogramm PASW (Predictive Analytics Software) Statistics 17.0 und dem Graph Pad Prism^{TM} 5.0 (Graph Pad Software Inc., San Diego, CA). Dazu wurden zunächst die Ergebnisse der laborchemischen Analysen, der Fragebögen und der erhobenen Probandendaten in Form einer PASW Tabelle erfasst.

Die Normalverteilung der VEGF-A Serumwerte wurde mit dem Kolmogorov-Smirnov-Test überprüft. Dieser Normalverteilungstest erbrachte keine signifikante Abweichung von der Normalverteilung der VEGF-A Serumwerte. Somit sind die erhobenen Werte mit hoher Wahrscheinlichkeit normalverteilt und demgemäß konnten Assoziationen untersucht werden durch folgende parametrische statistische Tests.

13.1. Überprüfung von Assoziationen durch statistische Testverfahren

Korrelationen wurden berechnet mit dem Korrelationskoeffizienten nach Pearson. Unterschiede zwischen den VEGF-A Serumwerten der Kontrollgruppe und den erhobenen Werten der Alkoholabhängigen am Tag 1 und am Tag 14 wurden festgestellt durch Analyse der Mittelwerte mit dem t-Test für verbundene beziehungsweise unabhängige Stichproben. Da sich in der Korrelationsanalyse Assoziationen ergaben zwischen den VEGF-A Serumspiegeln an Tag 14 und anderen Laborparametern, die im Zuge der Alkoholabhängigkeit typisch verändert sind, wie die Thrombozytenzahl, das mittlere Erythrozytenvolumen, die Atemalkoholkonzentration (AAK) und die Leberenzymparameter, erfolgte die Überprüfung eines möglichen Einflusses dieser Parameter auf die VEGF-A Serumspiegel an Tag 14 durch die Regressionsanalyse. Da die Leberenzyme nicht normalverteilt waren, wurden sie, um sie in die Regressionsanalyse einbeziehen zu können, logarithmiert, um normalverteilte Werte zu erhalten. Die lineare Regressionsanalyse wurde dazu genutzt, den Einfluss der verschiedenen Parameter wie der Leberenzyme, Thrombozytenzahlen, mittleres Erythrozytenvolumen, Atemalkoholkonzentration (AAK), der Schwere der Alkoholabhängigkeit (gemessen mit Hilfe der SESA-Skala) auf die abhängige Variable VEGF-A Serumwert zu überprüfen.

Unterschiede zwischen den VEGF-A Serumspiegeln an den drei Untersuchungszeitpunkten wurden mit Hilfe des allgemeinen linearen Modells mit Messwiederholungen berechnet. Als post-hoc Test zur Berechnung von signifikanten Unterschieden zwischen jeweils zwei Untersuchungszeitpunkten wurde der Bonferroni-Test verwendet. Die Konfidenz-Intervalle wurden nach der Bonferroni-Methode korrigiert.

Assoziationen zwischen den VEGF-A Serumspiegeln an Tag 1, 7 und 14 und dem Lifetimedrinking wurden mit Hilfe der Spearman´s Korrelation berechnet, da die Werte für das Lifetimedrinking nicht normalverteilt waren.

13.2. Prüfung der Hypothesen

1. **VEGF-A Serumspiegel sind bei alkoholabhängigen Patienten verändert.**
Die VEGF-A Serumspiegel waren an allen drei Untersuchungszeitpunkten signifikant erhöht im Vergleich zur gesunden Kontrollgruppe (Tag 1: $t=2.620$, $p=0.010$, Tag 7: $t=3.446$, $p=0.001$, Tag 14: $t=4.963$, $p<0.001$, siehe Abbildung 4). Von Tag 1 des Alkoholentzugs zu Tag 14 des Alkoholentzugs konnte ein signifikanter Anstieg der VEGF-A Serumspiegel gefunden werden (mittlere Differenz: -36.835, $p=0.037$). Bei der Patientengruppe ergab sich aber zwischen den Untersuchungszeitpunkten Tag 1 und Tag 7 (mittlere Differenz -3.814, $p=1.0$) bzw. den Untersuchungszeitpunkten Tag 7 und Tag 14 (mittlere Differenz: -33.021, $p=0.063$) kein signifikanter Unterschied. Jedoch zeigt sich zwischen den VEGF-A Serumwerten an Tag 7 zu Tag 14 ein signifikanter Trend ($p=0.063$), der auf einen weiteren Anstieg der VEGF-A Serumspiegel von Tag 7 zu Tag 14 schließen lässt (siehe Abbildung 5). Aufgrund zu geringer Fallzahl ergibt sich jedoch hier keine Signifikanz.

Abbildung 3: **Vergleich der VEGF-A Serumwerte der Patientengruppe im Alkoholentzug zu den Werten der gesunden Kontrollgruppe**

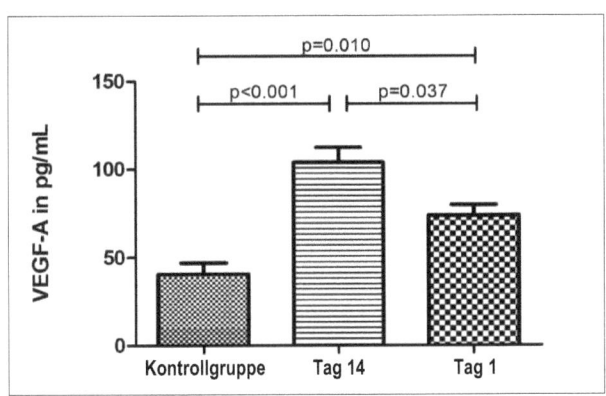

Es zeigte sich keine signifikante Korrelation zwischen dem VEGF-A Serumspiegel mit dem Alter (r=-0.087, p=0.499) beziehungsweise dem Bodymaßindex (r=0.014, p=0.912) der Patienten. Ebenso ergab sich keine signifikante Korrelation zwischen dem VEGF-A Spiegel mit der Dauer des Alkoholkonsums (Trinkdauer in Jahren, r=0.213, p=0.119) und dem täglichen Alkoholkonsums (r=0.124, p=0.348) (siehe Tabelle 1). Die VEGF-A Werte unterschieden sich auch nicht zwischen Rauchern und Nichtrauchern, dies kann aber mit der niedrigen Zahl der Nichtraucher in der Patientengruppe zusammenhängen (5 von 56, r=-0.751, p=0.478 am Tag 1).

2. **Diese Veränderung ist eine direkte Folge der Alkoholabhängigkeit und der hiermit verbundenen häufigen Alkoholintoxikationen.**

3. **Die Alkoholintoxikation ist mit einer Erhöhung der VEGF-A Serumspiegel assoziiert. Vermehrte Alkoholintoxikationen und eine längere Dauer der Alkoholabhängigkeit (life time drinking) sind dementsprechend mit höheren VEGF-A Serumspiegel assoziiert.**

⇒ *Einfluss des Lifetimedrinkings*:

Die Berechnung mit der Spearman's Korrelation erbrachte keine Korrelation zwischen den erhobenen VEGF-A Serumwerten und dem Lifetimedrinking (Tag 1: Spearman's rho: 0.13, p=0.920; Tag 7: Spearman's rho: -0.157, p=0.251; Tag 14: Spearman's rho: -0.023, p=0.857). In diesem Fall wurde keine parametrische Korrelation berechnet, da das Lifetimedrinking nicht normalverteilt ist.

⇒ *Gruppeneinteilung nach Trinkmenge*:

Die alkoholabhängigen Patienten wurden in zwei Gruppen geteilt. Die Gruppe 1 umfasste alle Patienten, die die tägliche Trinkmenge, die einem gefährlichen Konsum entspricht, nicht überschreiten (= 120 g Alkohol pro Tag). In der Gruppe 2 waren die Patienten, die mehr als 120 g Alkohol trinken und damit Hochkonsum betreiben. Die Untersuchung der Gruppenunterschiede ergab keine signifikanten Gruppenunterschiede der VEGF-A Serumwerte an Tag 1 (t=0.479, p=0.202), Tag 7 (t=0.222, p=0.453) und Tag 14 (t=0.681, p=0.184). Allerdings grenzwertiger signifikanter Unterschied für die SESA-Skala (t=2,811, p=0.057).

⇒ *Gruppeneinteilung nach Alkoholintoxikation bei Aufnahme*:

Die alkoholabhängigen Patienten wurden erneut in zwei Gruppen eingeteilt. Es konnten keine Gruppenunterschiede festgestellt werden zwischen Patienten, die zum Aufnahmezeitpunkt abstinent sind, und Personen, die zum Aufnahmezeitpunkt alkoholintoxikiert sind hinsichtlich der VEGF-A Serumspiegel an Tag 1 (t=0.291, p=0.341) und an Tag 14 (t=0.615, p=0.111). Am Tag 7 (t=2.877, p=0.030) aber wurde ein anscheinend signifikanter Unterschied nachgewiesen, allerdings aufgrund der negativen Befunde für die beiden anderen Untersuchungszeitpunkte ist dies schwer verwertbar und es handelt sich nur um eine geringe Fallzahl (14 alkoholintoxikierte Patienten versus 31 frühabstinente) (siehe Abbildung 4). Jedoch ist eine signifikante Korrelation zwischen der Atemalkoholkonzentration an Tag 1 und den VEGF-A Serumspiegeln an Tag 14 (Pearson r=0.264, p=0.038) anzuführen und somit kann die Atemalkoholkonzentration als positiver Parameter für die Vorhersage des VEGF-A Serumspiegels an Tag 14 gewertet werden.

Abbildung 4: Gruppenunterschiede der VEGF-A Serumspiegel zwischen der bei Aufnahme alkoholintoxikierten Gruppe (linke Säule) und der frühabstinenten Gruppe (rechte Säule)

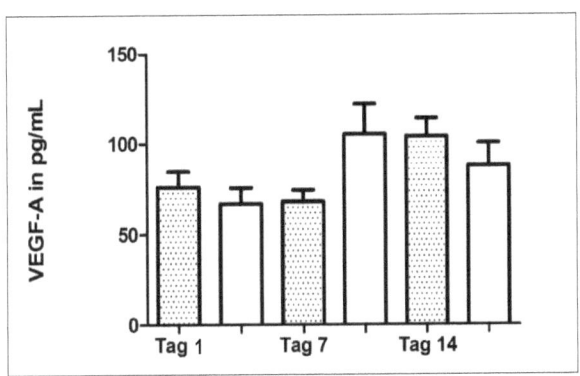

4. **Möglicherweise kann VEGF-A auch Aussagen über die Schwere der Alkoholabhängigkeit geben. Dies soll anhand einer möglichen Assoziation mit Punktwerten der SESA-Skala gemessen werden.**

Die lineare Regressionsanalyse wurde dazu genutzt den Einfluss der Schwere der Alkoholabhängigkeit (gemessen mit Hilfe der SESA-Skala) als unabhängige, erklärende Variable auf die abhängige Variable VEGF-A Serumwert an Tag 1, Tag 7 und Tag 14 zu überprüfen. Mit schrittweise Ausschluss wenig signifikanter Parameter konnte gezeigt werden, dass die Schwere der Alkoholabhängigkeit wie auch die Alkoholkonzentration der Atemluft bei Aufnahme Vorhersagewert für den VEGF-A Serumspiegel an Tag 14 des Alkoholentzugs (F=5.656, p=0.006) ist.

5. **VEGF-A Serumspiegel verändern sich im Zuge des Alkoholentzugs als Zeichen der Regeneration gestörter neuroadaptiver Prozesse.**

Die gemessenen VEGF-A Serumwerte der Patientengruppe waren im Gesamtverlauf des Alkoholentzugs von Tag 1 bis Tag 14 signifikant gestiegen (t=2.693, p=0.009). Wie in Abbildung 5 veranschaulicht stiegen die VEGF-A Werte von Tag 1 bis Tag 7 des Alkoholentzugs nicht signifikant, jedoch im weiteren Verlauf von Tag 7 bis Tag 14 lässt sich ein signifikanter Anstieg nachweisen.

Abbildung 5: VEGF-A Anstieg der Patientengruppe während des Alkoholentzugs

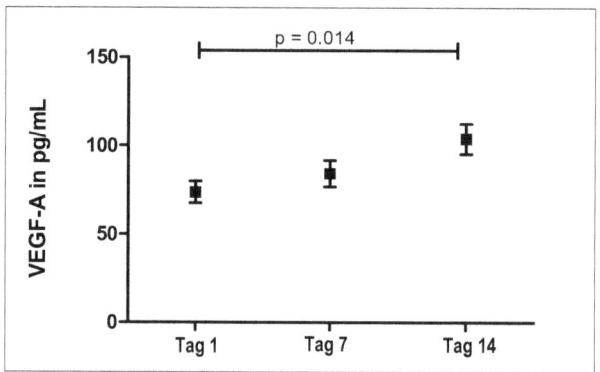

6. **Die VEGF-A Serumspiegel korrespondieren aufgrund der zytokinen Eigenschaften von VEGF-A mit anderen Markern der Alkoholabhängigkeit wie zum Beispiel einer Veränderung der Leberenzymparameter und Blutbildveränderungen (MCV, Thrombozytenwerte).**

Eine mögliche positive Verknüpfung zwischen dem erhobenen VEGF-A Wert und den Markern eines längeren Alkoholkonsums wurde untersucht. Dies waren jeweils Assoziationen mit den Leberenzymen Gammaglutamyltransferase (GGT), Aspartat-Aminotransferase (AST), Alanin-Aminotransferase (ALT), der Thrombozytenzahl und dem mittleren Erythrozytenvolumen (MCV). Es zeigte sich eine signifikante Assoziation zwischen dem VEGF-A Serumspiegel am Tag 1 des Alkoholentzugs und AST (r=-0.378, p=0.002), ALT (r=-0.420, p=0.001), GGT (r=-0.274, p=0.031) und MCV (r=-0.316, p=0.012). Ebenso waren die VEGF-A Serumspiegel und die Thrombozytenzahl signifikant korreliert an den Tagen 1, 7 und 14 (Tag 1: r=0.378, p=0.003; Tag 7: r=0.331, p=0.01; Tag 14: r=0.361, p=0.001).

Der mögliche Einfluss dieser Parameter auf die VEGF-A Serumwerte wurde ebenso mit der linearen Regressionsanalyse überprüft, wobei der VEGF-A Serumspiegel in der Reihenfolge Tag 1, Tag 7 und Tag 14 die abhängige Variable war. In der Berechnung waren die unabhängigen, erklärenden Variablen AST, ALT, GGT, MCV und Thrombozytenzahl. Mit schrittweise Ausschluss wenig signifikanter Parameter konnte gezeigt werden, dass Leberenzyme und Blutbildveränderungen relativ schwache Parameter in der Vorhersage des VEGF-A Spiegels am Tag 14 des Alkoholentzugs waren im Gegensatz zur Alkoholatemluftkonzentration bei Aufnahme und der Schwere der Alkoholabhängigkeit.

7. Es besteht auch eine Assoziation zwischen den VEGF-A Serumspiegeln und psychometrischen Dimensionen wie der Depression, der Angst und dem Alkoholcraving.

Eine signifikante Verknüpfung zwischen den erhobenen VEGF-A Serumspiegel mit dem Vorhandensein einer Depression, gemessen mit dem Beck Depressionsinventar, einer Angst als Zustandsbild und als Eigenschaft, gemessen mit dem State und Trait Inventar I und II, und mit dem Ausmaß des Alkoholcravings, gemessen mit der Penn Alcohol Craving Skala und der Obsessive Compulsive Drinking Skala, konnte nicht nachgewiesen werden.

Das durchschnittliche Alter der alkoholabhängigen Patienten lag bei 43.63 Jahren (+/-8.02) mit einem durchschnittlichen Bodymaßindex von 24.37 kg/m^2 (+/-3.50). Die Trinkdauer in Jahren variierte in einem großen Bereich mit 8.83 Jahren im Schnitt (+/-7.55), ebenso war dies der Fall beim Alkoholkonsum pro Tag mit durchschnittlich 194.33 Gramm (+/-85.52) und der Lebenszeittrinkmenge in Kilogramm mit durchschnittlich 618.62 (+/-452.78) (siehe Tabelle 3).

Die Angaben der folgenden Tabelle charakterisieren die alkoholabhängige Patientengruppe und die gesunde Kontrollgruppe. Die Tabelle beinhaltet zusätzlich Daten zur Dauer und zum Ausmaß des Alkoholkonsums der Patientengruppe.

Tabelle 3: Vergleich charakteristischer Merkmale zwischen der alkoholabhängigen Patientengruppe und der gesunden Kontrollgruppe

	Alkoholabhängige Patientengruppe (n=76) Mittelwert +/- Standardabweichung	Gesunde Kontrollgruppe (n=38) Mittelwert +/- Standardabweichung
Alter (Jahre)	43.63 +/- 8.02	36.47 +/-17.55
BMI (kg/m^2)	24.37 +/- 3.50	24.77 +/- 4.21
Trinkdauer (Jahre)	8.83 +/- 7.55	k.A.
Alkoholkonsum/Tag (Gramm)	194.33 +/- 85.52	k.A.
Lebenszeittrinkmenge (Kilogramm)	618.62 +/- 452.78	k.A.

14. Zusammenfassung und Schlussfolgerungen

Die Studie konnte Veränderungen des Serumspiegels von Vascular Endothelial Growth Factor A (VEGF-A) bei alkoholabhängigen Patienten nachweisen. Von 76 männlichen Patienten mit einer vorliegenden Alkoholabhängigkeit nach ICD-10 wurde der VEGF-A Serumspiegel im Verlauf des Alkoholentzugs bestimmt und mit den Werten einer gesunden Kontrollprobandengruppe mit 38 männlichen Teilnehmern verglichen. Die Studienergebnisse weisen darauf hin, dass die veränderten Serumspiegel eine direkte Folge der Alkoholabhängigkeit und der hiermit verbundenen häufigen Alkoholintoxikationen sind.

Eine Assoziation zwischen dem Anstieg des VEGF-A Serumspiegels im Alkoholentzug und der Alkoholintoxikation bei Aufnahme konnte nachgewiesen werden. So stiegen die VEGF-A Werte in dieser Studie kontinuierlich vom Tag 1 des Alkoholentzugs bis zum Tag 14. Vermehrte Alkoholintoxikationen und eine längere Dauer der Alkoholabhängigkeit (Lifetimedrinking) sind dementsprechend mit höheren VEGF-A Serumspiegel verknüpft. Die Dauer der Alkoholabhängigkeit alleine betrachtet war bei Überprüfung mit Hilfe der Spearman´s Korrelation nicht direkt verbunden mit den veränderten VEGF-A Serumspiegel. Nach Teilung der Patientengruppe in die zwei Subgruppen mit gefährlichem Alkoholkonsum der einen Gruppe und Hochkonsum der anderen Gruppe, konnte ebenso keine direkte Beeinflussung festgestellt werden bei fehlendem Nachweis von Gruppenunterschieden der Serumwerte an Tag 1, Tag 7 und Tag 14. Allerdings erbrachte die Überprüfung einer Korrelation mit der Schwere der Alkoholabhängigkeit anhand der SESA-Skala einen grenzwertig signifikanten Unterschied. Da die SESA-Skala in ihren Subskalen auch die Trinkmenge der Patientengruppe abbildet und in diesem Zusammenhang dies als Indikator für die Frequenz der Alkoholintoxikationen gewertet werden kann, ist die Folgerung möglich, dass vermehrte Alkoholintoxikationen zu einem Anstieg von VEGF-A im Alkoholentzug führen. Durch eine erneute Unterteilung der Patientengruppe in die zwei Subgruppen „Patienten mit Alkoholintoxikation bei Aufnahme" und „Patienten mit Frühabstinenz bei Aufnahme" konnten ebenso keine unterschiedlichen VEGF-A Serumwerte zum Zeitpunkt der Aufnahme und an Tag 14 erhoben werden. An Tag 7 fand sich jedoch eine signifikante Differenz mit deutlich höheren Werten der Gruppe von Patienten mit Frühabstinenz, die jedoch aufgrund der negativen Befunde der beiden anderen Untersuchungszeitpunkten und der geringen Fallzahlen nur schwer verwertbar ist.

Hervorzuheben ist aber die signifikante Korrelation zwischen der Höhe der Atemalkoholkonzentration (AAK) bei Aufnahme und den VEGF-A Serumspiegeln an Tag 14. Anscheinend beeinflusst die initiale Alkoholkonzentration den Anstieg der VEGF-A Serumspiegel im Alkoholentzug wesentlich. Dies kann interpretiert werden als reaktive

Erhöhung des VEGF-A im Sinne einer Gegenregulation auf die schädliche Wirkung des Alkohols mit konsekutiv exzitotoxischem, glutamat-induziertem Zelltod.

VEGF-A hat neuroprotektive Funktion auf neuronale Zellen und Matsuzaki et al. zeigten schon 2001 in ihrer Untersuchung, dass VEGF-A direkt auf hippokampale Neuronen wirkt und sie vor glutamat-induziertem Zelltod schützt (Matsuzaki et al, 2001). Der Zelltod wird getriggert durch einen verstärkten und anhaltenden Anstieg des intrazellulären Ca^{2+} (Matsuzaki et al, 2001) und von Ma et al. wurde nachgewiesen, dass VEGF-A in der Lage ist die Ca^{2+}-Kanäle der Neuronen zu inhibieren (Ma et al, 2009). In diesem Zusammenhang kann der Anstieg der Serumkonzentration von VEGF-A möglicherweise als Ausdruck der neuroprotektiven Eigenschaften von VEGF-A interpretiert werden.

Folge der erhöhten Expression von VEGF-A ist ebenso eine gesteigerte Angioneogenese und diese wirkt eventuell wesentlich mit bei der mit der durch Alkohol verursachten Steigerung der Blutgefäßbildung. VEGF-A ist anerkannt als essentieller Regulator der Angiogenese (Zachary, 2005) und ein Anstieg des VEGF-A Spiegels ist konsekutiv bei gesteigerter Angioneogenese zu erwarten. Auf einen Zusammenhang zwischen Neovaskularisation der Leber durch Alkoholexposition wurde schon von Gu et al. hingewiesen (Gu et al, 2005). Des Weiteren wird von einer Hochregulation der VEGF-A Expression in durch Hypoxie aktivierten hepatischen Sternzellen (HSCs) berichtet (Ankoma-Sey et al, 2000) und aktivierte HSCs bilden den zentralen Vorgang bei der Entstehung der alkoholbedingten Leberschädigung (Alkohol und Alkoholfolgekrankheiten, Springer Verlag, 2005).

VEGF-A Serumwerte können auch Hinweise auf den Schweregrad der Alkoholabhängigkeit geben. Die Überprüfung mit der linearen Regressionsanalyse zeigt eine positive Verknüpfung. Die SESA-Skala als Messinstrument für die Schwere der Alkoholabhängigkeit wurde erkannt als Vorhersagewert für den VEGF-A Spiegel der Patientengruppe an Tag 14 des Alkoholentzugs. Allerdings waren Laborparameter, insbesondere die Thrombozytenzahl, als Maß für die Schwere der Alkoholabhängigkeit nur relativ schwache Parameter in der Vorhersage des VEGF-A Spiegels an Tag 14. In der Tat gibt es aber schon einige Berichte über mögliche Zusammenhänge zwischen dem VEGF-A Spiegel und der Thrombozytenzahl, denn VEGF-A wird physiologischerweise in Thrombozyten gespeichert und transportiert (George et al, 2000; Gunsilius et al, 2000; Salgado et al, 1999). Aufgrund dieser Tatsache zeigen VEGF-A Serumspiegel nicht nur die Höhe des frei zirkulierenden VEGF-As, sondern beinhalten auch die Menge des in den Thrombozyten gespeicherten VEGF-As. Basierend auf dieser Assoziation und auf der bekannten Thrombozytenderegulation während eines Alkoholentzugs untersuchte diese Studie, ob der Anstieg des VEGF-A Spiegels von Tag 1 zu Tag 14 erklärt wird durch die Änderungen der Thrombozytenzahl. VEGF-A Serumspiegel und Thrombozytenzahl zeigten in dieser Studie eine signifikante Korrelation, aber die Aussagekraft ist geringer als die des Grades der Alkoholintoxikation bei Aufnahme und der Schwere der Abhängigkeit gemessen mit der SESA-Skala, wie das Ergebnis der Regressionsanalyse zeigt.

Im Verlauf des Alkoholentzugs stiegen die VEGF-A Serumwerte im gesamten Beobachtungszeitraum vom Tag der Aufnahme bis zum Tag 14 des Alkoholentzugs signifikant an. Alkohol gilt als schädlicher Stimulus auf neuronale Zellen und nach Ende der Alkoholzufuhr kann der Anstieg des VEGF-A Spiegels ebenso in Verbindung gebracht werden mit dem Beginn neuroregenerativer Prozesse. VEGF-A ist bekannt als Stimulus der Neuroregeneration (Ruiz de Almodovar et al, 2009).

Die erhöhten VEGF-A Serumspiegel können möglicherweise auch als Ausdruck seiner Wirkungsweisen im Rahmen der Vermittlung entzündlicher Reaktionen interpretiert werden durch seine zytokine Funktion. Inflammationsmarker sind in der Lage die VEGF-A Transkription zu stimulieren (Ruiz de Almodovar et al, 2009). Eine Zunahme unspezifischer Entzündungsreaktionen bei chronischem Alkoholmissbrauch als Zeichen der gestörten Immunabwehr wird außerdem in Beziehung gebracht mit der Entstehung von Organschäden (z.B. Alkoholhepatitis) (Alkohol und Alkoholfolgekrankheiten, Springerverlag, 2005). Es konnte allerdings keine Assoziation zwischen der Höhe des Entzündungsparameters C-reaktives Protein (CrP) und VEGF-A nachgewiesen werden. Des Weiteren wurde eine Verknüpfung von VEGF-A als Zytokin mit den Leberenzymparametern und den Blutbildveränderungen als Maß für die Schwere der Alkoholabhängigkeit untersucht und es konnte zwar eine signifikante Korrelation nachgewiesen werden, die jedoch schwächer zu werten ist als die Parameter Alkoholintoxikation bei Aufnahme und Schwere der Alkoholabhängigkeit.

Der Nachweis einer Assoziation zwischen den VEGF-A Spiegeln und den psychometrischen Dimensionen wie Depression, Angst und dem Grad des Alkoholcravings konnte abschließend in dieser Studie nicht erhoben werden. Entsprechende Verknüpfungen wurden schon in verschiedenen Studien festgestellt wie zum Beispiel bei Kahl et al. 2008 (Kahl et al, 2008). VEGF-A ist dysreguliert in Stressphasen und bei der Depression und gerade erniedrigte VEGF-A Konzentrationen sind bei der Depression involviert (Kahl et al, 2008). Das Zusammenkommen vieler Einflussfaktoren auf den VEGF-A Spiegel im Alkoholentzug mit unterschiedlicher Gewichtung im Verlauf bleibt in diesem Kontext zu berücksichtigen.

Trotz des Nachweises erhöhter VEGF-A Serumwerte im Alkoholentzug verbunden mit den positiven Effekten auf Neuroregeneration und Angioneogenese bleibt aber mit Berücksichtigung des Zusammenhangs mit der Schwere der Alkoholabhängigkeit und dem Grad der initialen Alkoholintoxikation die Bedeutung dieser Studienergebnisse unklar. Aufgrund präklinischer Studienergebnisse wie der von Fiore et al. kann der VEGF-A Anstieg möglicherweise überwiegend auf die Steigerung der Angioneogenese zurückgeführt werden und somit vor allem in Verbindung mit den Alkoholfolgekrankheiten interpretiert werden.

15. Literaturverzeichnis:

1. Ahearn EP (1997). The use of visual analog scales in mood disorders: a critical review. *J Psychiatr Res* **31**(5): 569-579.

2. Aitken R (1969). Measurement of feeling using visual analogue scales. *Proc R Soc Med* **62**: 989-993.

3. Alkohol und Alkoholfolgekrankheiten. Singer MV, Teyssen S. Springer Verlag. Heidelberg. 2. Auflage. 2005.

4. Allen JP, Fertig JB, Litten RZ, Sillanaukee P, Anton RF (1997). Proposed recommendations for research on biochemical markers for problematic drinking. *Alc Clin Exp Res* **21**(2):244-247.

5. Ankoma-Sey V, Matli M, Chang KB, Lalazar A, Donner DB, Wong L, Warren RS, Friedmann SL (1998). Coordinated induction of VEGF receptors in mesenchymal cell types during rat hepatic wound healing. *Oncogene* **17**(1): 115-121.

6. Ankoma-Sey V, Wang Y, Dai Z (2000). Hypoxic stimulation of vascular endothelial growth factor expression in activated rat hepatic stellate cells. *Hepatology* **31**(1): 141-148.

7. Angelo LS, Kurzrock R (2007). Vascular endothelial growth factor and its relationship to inflammatory mediators. *Clin Cancer Res* **13**(10): 2825-2830.

8. Anton RF, Lieber C, Tabakoff B – CDTect study (2002). Carbohydrate-deficient transferrin and gamma-glutamyltransferase for the detection and monitoring of alcohol use: results from a multisite study. *Alc Clin Exp Res* **26**(8): 1215-1222.

9. Anton RF, Moak DH, Latham PK (1995). The Obsessive Compulsive Drinking Scale: a self-rated instrument for the quantification of thoughts about alcohol and drinking behavior. *Alcohol Clin Exp Res* **19**(1): 92-99.

10. Anton RF, Moak DH, Latham PK (1996). The obsessive compulsive drinking scale: A new method of assessing outcome in alcoholism treatment studies. *Arch Gen Psychiatry* **53**(3): 225-231.

11. Arborelius L, Owens MJ, Plotsky PM, Nemeroff CB (1999). The role of corticotropin-releasing factor in depression and anxiety disorders. *J Endocrinol* **160**(1): 1-12.

12. Babor TF, Caetano R, Casswell S, Edwards G, Giesbrecht N, Graham K, Grube J, Gruenewald P, Hill L, Holder H, Homel R, Osterberg E, Rehm J, Room R, Rossow J (2003). Alcohol: No ordinary commodity – a consumer's guide to public policy. Oxford University Press Oxford.

13. Barleon B, Sozzani S, Zhou D, Weich HA, Mantovani A, Marme D (1996). Migration of human monocytes in response to vascular endothelial growth factor (VEGF) is mediated via the VEGF receptor flt-1. *Blood* **87**(8): 3336-3343.

14. Basiswissen Neurologie. Berlit P. Springer Verlag. Heidelberg 5. Auflage. 2007.

15. Bhattacharya R, Kang-Decker N, Hughes DA, Mukherjee P, Shah V, McNiven MA, Mukhopadhyay D (2005). Regulatory role of dynamin-2 in VEGFR-2/KDR-mediated endothelial signaling. *FASEB J* **19**(12): 1692-1994.

16. Bearden SE, Segal SS (2004). Microvessels promote motor nerve survival and regeneration through local VEGF release following ectopic reattachment. *Microcirculation* **11**(8): 633-644.

17. Beck AT, Ward CH, Mendelson M, Mock J, Erbaugh J (1961). An inventory for measuring depression. *Arch Gen Psych* **4**: 561-571.

18. Benton RL, Whittemore SR (2003). VEGF165 therapy exacerbates secondary damage following spinal cord injury. *Neurochem Res* **28**(11): 1693-1703.

19. Biermann T, Reulbach U, Lenz B, Frieling H, Muschler M, Hillemacher T, Kornhuber J, Bleich S (2009). N-methyl-D-aspartate 2b receptor subtype (NR2B) promoter methylation in patients during alcohol withdrawal. *J Neural Transm* **116**(5): 615-622.

20. Bleich S, Löffelholz K, Kornhuber J (2004). Folsäure gegen Hyperhomocysteinämie. *Nervenarzt* **75**(5): 425-430.

21. Bonfoco E, Kranic D, Ankarcrona M, Nicotera P, Lipton SA (1995). Apoptosis and necrosis: two distinct events induced, respectively, by mild and intense insults with N-methyl-D-aspartate or nitric oxide/superoxide in cortical cell cultures. *Proc Natl Acad Sci USA* **92**(16): 7162-7166.

22. Bottlender M, Soyka M (2004). Impact of craving on alcohol relapse during, and 12 months following, outpatient treatment. *Alcohol Alcohol* **39**(4): 357.361

23. Brust JC (2002). Neurologic complications of substance abuse. *J Acquir Immune Defic Syndr* **31**(Suppl.2): S29-34.

24. Bühringer G, Augustin R, Bergmann E, Bloomfield K, Funk W, Junge B, Kraus L, Merfert-Diete C, Rumpf HJ, Simon R, Töppich J (2000). Alkoholkonsum und alkoholbezogene Störungen in Deutschland. Schriftenreihe des Bundesministeriums für Gesundheit. Bd. 128, Nomos Baden-Baden

25. Cao J, Papadopoulou N, Kempuraj D, Boucher WS, Sugimoto K, Cetrulo CL, Theoharides TC (2005). Human mast cells express corticotropin-releasing hor-

mone (CRH) receptors and CRH leads to selective secretion of vascular endothelial growth factor. *J Immunol* **174**(12): 7665-7675.

26. Carmeliet P (2005). VEGF as a key mediator of angiogenesis in cancer. *Oncology* **69**(3): 4-10.

27. Carvalho JF, Blank M, Shoenfeld Y (2007). Vascular endothelial growth factor (VEGF) in autoimmune diseases. *J Clin Immunol* **27**(3): 246-256.

28. Choudhry MA, Chaudry IH (2008). Alcohol, burn injury, and the intestine. *J Emerg Trauma Shock* **1**(2): 81-87.

29. Cloninger CR, Bohman M, Sigvardsson S (1981). Inheritance of alcohol abuse. Cross fostering analysis of adopted man. *Arch Gen Psychiatry* **38**(8): 861-868.

30. Crisostomo PR, Wang M, Herring CM, Markel TA, Meldrum KK, Lillemoe KD, Meldrum DR (2007). Gender differences in injury induced mesenchymal stem cell apoptosis and VEGF, TNF, IL-6 expression: role of the 55 kDa TNF receptor (TNFR1). *J Mol Cell Cardiol* **42**(1): 142-149.

31. Deutsche Hauptstelle für Suchtfragen e.V. (DHS) (2009). Jahrbuch Sucht 2009, Neuland Verlag.

32. Deutsche Hauptstelle für Suchtfragen e.V. (DHS) (2003). Alkoholabhängigkeit, Suchtmedizinische Reihe, Band 1.

33. Edwards G, Anderson P, Babor TF, Casswell S, Ferrence R, Giesbrecht N, Godfrey C, Holder DH, Lemmens P, Mäkelä K, Midanik LT, Norström T, Österberg E, Romelsjö A, Room R, Simpura J, Skog OJ (1997). Alkoholkonsum und Gemeinwohl. Strategien zur Reduzierung des schädlichen Gebrauchs in der Bevölkerung. Enke Stuttgart.

34. Edwards GM, Gross M (1976). Alcohol dependence: A provisional description of a clinical syndrome. *Brit Med J* **1**: 1058-1061.

35. Ehrenreich Hannelore, Krampe Henning, Stawicki Sabina, Bartels Claudia, Wagner Thilo, Ribbe Katja (2003). Ambulante Langzeit-Intensivtherapie für Alkoholkranke (ALITA) (1993-2003) *www. alita-olita.de.*

36. Enzyklopädie Psychologie. Hogrefe Verlag. Göttingen. 1983.

37. Ferrara N, Gerber HP, LeCouter J (2003). The biology of VEGF and its receptors. *Nat Med* **9**(6): 669-676.

38. Fiore M, Mancinelli R, Aloe L, Laviola G, Sornelli F, Vitali M, Ceccanti M (2009). Hepatocyte growth factor, vascular endothelial growth factor, glial cell-derived neurotrophic factor and nerve growth factor are differentially affected by early chronic ethanol or red wine intake. *Toxicol Lett* **188**(3): 208-213.

39. Flannery BA, Volpicelli JR, Pettinati HM (1999). Psychometric properties of the Penn Alcohol Craving Scale. *Alcohol Clin Exp Res* **23**(8): 1289-1295.

40. Flannery BA, Poole SA, Gallop RJ, Volpicelli JR (2003). Alcohol craving predicts drinking during treatment: an analysis of three assessment instruments. *J Stud Alcohol* **64**(1): 120-126.

41. Forstreuter F, Lucius R, Mentlein R (2002). Vascular endothelial growth factor induces chemotaxis and proliferation of microglial cells. *J Neuroimmunol* **132**(1-2): 93-98.

42. Fujisawa H, Kitsukawa T, Kawakami A, Takagi S, Shimizu M, Hirata T (1997). Roles of a neuronal cell-surface molecule, neuropilin, in nerve fiber fasciculation and guidance. *Cell Tissue Res* **290**(2): 465-470.

43. Fukumura D, Xavier R, Sugiura T, Chen Y, Paek EC, Lu N, Selig M, Nielsen G, Taksir T, Jain RK, Seed B (1998). Tumor induction of VEGF promoter activity in stromal cells. *Cell* **94**(6): 715-725.

44. Gesundheitsberichterstattung des Bundes Heft 40 (2008), Alkoholkonsum und alkoholbezogene Störungen

45. George ML, Eccles SA, Tutton MG, Ablafi AM, Swift RI (2000). Correlation of Plasma and serum vascular endothelial growth factor levels with Platelet count in colorectal cancer: clinical evidence of platelet scavenging? *Clin Cancer Res* **6**(8): 3147-3152.

46. Goodman WK, Price LH, Rasmussen SH, Mazure C, Fleischmann RL, Hill CL, Heninger GR, Charney DS (1989a). The Yale Brown Obsessive Compulsive Scale. I. Development, use and reliability. *Arch Gen Psych* **46**: 1006-1011.

47. Goodman WK, Price LH, Rasmussen SH, Mazure C, Delgado P, Heninger GR, Charney DS (1989b). The Yale Brown Obsessive Compulsive Scale. II. Validity. *Arch Gen Psych* **46**: 1012-1016.

48. Gressner AM, Schuppan D (1999). Cellular and molecular pathobiology, pharmacological intervention, and biochemical assessment of liver fibrosis. In: Bircher J, Benhamou J-P, McIntyre N, Rizzetto M, Rodes J (eds) Oxford textbook of clinical hepatology. Vol 1. Oxford University Press, Oxford New York, pp 607-627.

49. Gronbaek M (2009). The positive and negative health effects of alcohol – and the public health implications. *J Intern Med* **265**(4): 407-420.

50. Gu JW, Bailey AP, Sartin A, Makey I, Brady AL (2005). Ethanol stimulates tumor progression and expression of vascular endothelial growth factor in chick embryos. *Cancer* **103**(2): 422-431.

51. Gunsilius E, Petzer A, Stockhammer G, Nussbaumer W, Schumacher P, Clausen J, Gastl G (2000). Thrombocytes are the major source for soluble vascular endothelial growth factor in peripheral blood. *Oncology* **58**(2): 169-174.

52. Hanke M, John U (2002). Alcohol-attributable mortality in a high per capita consumption country – Germany. *Alcohol and Alcoholism* **37**(6): 581-585.

53. Hautzinger M, Bailer M, Worall H, Keller F (1994). Beck Depressions-Inventar (BDI) Testhandbuch Verlag Huber. Bern.

54. Hayes MHS, Paterson DG (1921). Experimental development of the graphic rating method. *Psychological Bulletin* **18**: 98-99.

55. He Z, Tessier-Lavigne M (1997). Neuropilin is a receptor for the axonal chemorepellent Semaphorin III. *Cell* **90**(4): 739-751.

56. Heberlein A, Bleich S, Kornhuber J, Hillemacher T (2008). Pharmakologische Therapieoptionen zur Prävention des Alkoholrückfalls. *Fortschri Neurol Psychiat* **76**(7): 421-428.

57. Hillemacher T, Kornhuber J, Bleich S (2007). Neurobiological mechanisms and pharmacological treatment for ethanol craving. *Fortschri Neurol Psychiat* **75**(1): 26-32.

58. Hillemacher T, Frieling H, Bayerlein K, Wilhelm J, Kornhuber J, Bleich S (2007). Biological markers to predict previous alcohol withdrawal seizures: a risk assessment. *J Neural Transm* **114**(2): 151-154.

59. Horton AM, Roberts C (2003). Demographic effects on the Trail Making Test in a drug abuse treatment sample. *Arch Clin Neuropsychol* **18**(1): 49-56.

60. Horton AM, Jr. (1979). Some suggestions regarding the clinical interpretation of the Trail Making Test. *Clin Neuropsychol* **1**: 20-23.

61. Itakura J, Ishiwata T, Shen B, Kornmann M, Korc M (2000). Concomitant overexpression of vascular endothelial growth factor and its receptors in pancreatic cancer. *Int J Cancer* **85**(1): 27-34.

62. Jellinek EM (1960). Alcoholism, a genus and some of its species. *Can Med Assoc J* **83**(26): 1341-1345.

63. Jin KL, Mao XO, Greenberg DA (2000). Vascular endothelial growth factor: direct neuroprotective effect in in vitro ischemia. *Proc Natl Acad Sci USA* **97**(18): 10242-10247.

64. Jin K, Zhu Y, Sun Y, Mao XO, Xie L, Greenberg DA (2002). Vascular endothelial growth factor (VEGF) stimulates neurogenesis in vitro and in vivo. *Proc Natl Acad Sci USA* **99**(18): 11946-11950.

65. Jussila L, Alitalo K (2002). Vascular endothelial growth factors and lymphangiogenesis. *Physiol Rev* **82**(3): 673-700.

66. John U, Hapke U, Rumpf HJ, (ed) (2001). SESA-Skala zur Erfassung der Schwere der Alkoholabhängigkeit. Hogrefe: Göttingen.

67. Kato I, Nomura AMY (1994). Alcohol in the aetiology of upper aerodigestive tract cancer. *Eur J Cancer B Oral Oncol* **30B**(2): 75-81.

68. Kawasaki T, Kitsukawa T, Bekku Y, Matsuda Y, Sanbo M, Yagi T, Fujisawa H (1999). A requirement for neuropilin-1 in embryonic vessel formation. *Development* **126**(21): 4895-4902.

69. Keck PJ, Hauser SD, Krivi G, Sanzo K, Warren T, Feder J, Connolly DT (1989). Vascular permeability factor, an endothelial cell mitogen related to PDGF. *Science* **246**(4935): 1309-1312.

70. Kennedy SG, Wagner AJ, Conzen SD, Jordan J, Bellacosa A, Tsichlis PN, Hay N (1997). The Pl3-kinase/Akt signaling pathway delivers an anti-apoptotic signal. *Genes Dev* **11**(6):701-713.

71. Kim I, Moon SO, Kim SH, Kim HJ, Koh YS, Koh GY (2001). Vascular endothelial growth factor expression of intercellular adhesion molecule 1(ICAM-1), vascular cell adhesion molecule 1 (VCAM-1), and E-selection through nuclear-κB activation in endothelial cells. *J Biol Chem* **276**(10): 7614-7620.

72. Kitsukawa T, Shimono A, Kawakami A, Kondoh H, Fuijsawa H (1995). Overexpression of a membrane protein, neuropilin, in chimeric mice causes anomalies in the cardiovascular system, nervous system and limbs. *Development* **121**(12): 4309-4318.

73. Kleespies A, Bruns CJ, Jauch KW (2005). Clinical significance of VEGF-A, -C and –D Expression in esophageal malignancies. *Onkologie* **28**(5): 281-288

74. Klingemann H, Gmel G (2001). Mapping the social consequences of alcohol consumption. Kluwer Academic Publishers Dortrecht.

75. Kolodkin AL, Levengood DV, Rowe EG, Tai YT, Giger RJ, Ginty DD (1997). Neuropilin is a semaphorin III receptor. *Cell* **90**(4): 753-762.

76. Konnopka A, König HH (2007). Direct and indirect costs attributable to alcohol consumption in Germany. *Pharmacoeconomics* **25**(7): 605-618.

77. Komuro H, Kaneko S, Kaneko M, Nakanishi Y (2001). Expression of angiogenic factors and tumor progression in human neuroblastoma. *J Cancer Res Clin Oncol* **127**(12): 739-743.

78. Krum JM, Rosenstein JM (1998). VEGF mRNA and its receptors flt-1 are expressed in reactive astrocytes following neural grafting and tumor cell implantation in the adult CNS. *Exp Neurol* **154**(1): 57-65.

79. Kühner C, Bürger C, Keller F, Hautzinger (2007). Reliabilität und Validität des revidierten Beck-Depressionsinventars (Beck-II). *Nervenarzt* **78**(6): 651-656.

80. Laux L, Glanzmann P, Schaffner P, Spielberger CD (1981). Das State-Trait-Angstinventar, Testmappe mit Handanweisung, Fragebogen STAI-G Form X 1 und Fragebogen STAI-G Form X 2; Weinheim: Beltz Test GmbH.

81. Leung DW, Cachianes G, Kuang WJ, Goeddel DV, Ferrara N (1989). Vascular endothelial growth factor is a secreted angiogenic mitogen. *Science* **246**(4935): 1306-1309.

82. Levine RF, Spivak JL, Meagher RC, Sieber F (1986). Effect of ethanol on thrombopoiesis. *Br J Haematol* **62**(2): 345-354.

83. Levy AP (1998). Hypoxic regulation of VEGF mRNA stability by RNA-binding proteins. *Trends Cardiovasc Med* **8**(6): 246-250.

84. Linderholm BK, Lindal T, Holmberg L, Klaar S, Lennerstrand J, Henriksson R, Bergh J (2001). The expression of vascular endothelial growth factor correlates with mutant p53 and poor prognosis in human breast cancer. *Cancer Res* **61**(5): 2256-2260.

85. Lindvall O, Kokaia Z, Bengzon J, Elmer E, Kokaia M (1994). Neurotrophins and brain insults. *Trends Neurosci* **17**(11): 490-496.

86. Liskow B, Campbell J, Nickel EJ, Powell BJ (1995). Validity of the CAGE questionnaire in screening for alcohol dependence in a walk-in (triage) clinic. *J Stud Alcohol* **56**(3): 277-281.

87. Ma YY, Li KY, Wang JJ, Huang YL, Huang Y, Sun FY (2009). Vascular endothelial growth factor acutly reduces calcium influx via inhibition of the Ca^{2+} channels in rat hippocampal neurons. *J Neurosci Res* **87**(2): 393-402.

88. Maddika S, Ande SR, Panigrahi S, Paranjothy T, Weglarczyk K, Zuse A, Eshraghi M, Manda KD, Wiechec E, Los M (2007). Cell survival, cell death, and cell cycle pathways are interconnected: implications for cancer therapy. *Drug Resist Update* **10**(1-2): 13-29.

89. Mani N, Khaibullina A, Krum JM, Rosenstein JM (2005). Astrocyte growth effects of vascular endothelial growth factor (VEGF) application to perinatal neocortical explants: receptor mediation and signal transduction pathways. *Exp Neurol* **192**(2): 394-406.

90. Mann K, Ackermann K (2000). The OCDS-G: Psychometric Characteristics of the German Version of the Obsessive Drinking Scale. *Sucht* **46**(2): 90-100.

91. Mann K, Heinz A (2001). Serie-Alkoholismus: Neurobiologie der Alkoholabhängigkeit. *Dtsch Ärztebl* **98**(36): A-2279/ B-1967/ C-1832.

92. Marko SB, Damon DH (2008). VEGF promotes vascular sympathetic innervation. *Am J Physiol Heart Circ Physiol* **294**(6): H2646-H2652.

93. Mason BJ, Shaham Y, Weiss F, Le AD (2009). Stress, alcohol craving, and relapse risk: mechanisms and viable treatment targets. *Alcohol* **43**(7): 541-543.

94. Matsuzaki H, Tamatani M, Yamaguchi A, Namikawa K, Kiyama H, Vitek MP, Mitsuda N, Tohyama M (2001). Vascular endothelial growth factor rescues hippocampal neurons from glutamate-induced toxicity: signal transduction cascades. *FASEB J* **15**(7): 1218-1220.

95. Mattson MP, Cheng B (1993). Growth factors protect neurons against excitotoxic/ischemic damage by stabilizing calcium homeostasis. *Stroke* **24**(12 Suppl): 1136-1140.

96. Maurer MH, Tripps WK, Feldmann RE Jr, Kuschinsky W (2003). Expression of vascular endothelial growth factor and its receptors in rat neural stem cells. *Neurosci Lett* **344**(3): 165-168.

97. Mayfield D, McLeod G, Hall P (1974). The CAGE questionnaire: validation of a new alcoholism screening instrument. *Am J Psychiatry* **131**(10): 1121-1123.

98. Meadows KN, Bryant P, Vincent PA, Pumiglia KM (2004). Activated Ras induces a proangiogenic phenotype in primary endothelial cells. *Oncogene* **23**(1): 192-200.

99. Melder RJ, Koenig GC, Witwer BP, Safabakhsh N, Munn LL, Jain RK (1996). During angiogenesis, vascular endothelial growth factor and basic fibroblast growth factor regulate natural killer cell adhesion to tumor endothelium. *Nat Med* **2**(9): 992-997.

100. Modell JG, Glaser FB, Cyr L, Mountz JM (1992a). Obsessive and compulsive characteristics of craving for alcohol in alcohol abuse and dependence. *Alcohol Clin Exp Res* **16**(2): 272-274.

101. Modell JG, Glaser FB, Mountz JM, Schmaltz S, Cyr L (1992b). Obsessive and compulsive characteristics of alcohol abuse and dependence: quantification by a newly developed questionnaire. *Alcohol Clin Exp Res* **16**(2): 266-271.

102. Monaghan DT, Olverman HJ, Nguyen L, Watkins JC, Cotman CW (1988). Two classes of N-methyl-D-aspartate recognition sites: differential distribution and differential regulation by glycine. *Proc Natl Acad Sci USA* **85**(24): 9836-9840.

103. Mulligan JK, Rosenzweig SA, Young MR (2010). Tumor secretion of VEGF induces endothelial cells to suppress T cell functions through the production PGE_2. *J Immunother* **33**(2): 126-135.

104. Mutschler J, Kiefer F (2009). Differenzielle pharmakologische Rückfallprophylaxe bei Alkoholabhängigkeit. *J Neurol Neurochir Psychiatr* **10** (Pre-Publishing Online): 1-6.

105. Neufeld G, Cohen T, Gengrinovitch S, Poltorak Z (1999). Vascular endothelial growth factor and its receptors. *FASEB J* **13**(1): 9-22.

106. Nutt D (1999). Alcohol and the brain. Pharmacological insights for psychiatrists. *Br J Psychiatrie* **175**: 114-119.

107. Ogunshola OO, Antic A, Donoghue MJ, Fan SY, Kim H, Stewart WB, Madri JA, Ment LR (2002). Paracrine and autocrine functions of neuronal vascular endothelial growth factor (VEGF) in the central nervous system. *J Biol Chem* **277**(13): 11410-11415.

108. Olsson AK, Dimberg A, Kreuger J, Claesson-Welsh L (2006). VEGF receptor signalling: in control of vascular function. *Nat Rev Mol Cell Biol* **7**(5): 359-371.

109. Pabst Alexander, Kraus Ludwig (2008). Alkoholkonsum, alkoholbezogene Störungen und Trends. Ergebnisse des Epidemiologischen Suchtsurvey 2006. *Sucht* **54**(Sonderheft 1): 36-46.

110. Pages G, Pouyssegur J (2005). Transcriptional regulation of the vascular endothelial growth factor gene- a concert of activating factors. *Cardiovasc Res* **65**(3): 564-573.

111. Perianez JA, Rios-Lago M, Rodriguez-Sanchez JM, Adrover-Roig D, Sanchez-Cubillo I, Crespo-Facorro B, Quemada JI, Barcelo F (2007). Trail Making Test in traumatic injury, schizophrenia, and normal ageing: Sample comparisons and normativ data. *Arch Clin Neuropsychol* **22**(4): 433-447.

112. Puxeddu I, Ribatti D, Crivellato E, Levi-Schaffer F (2005). Mast cells and eosinophils: a novel link between inflammation and angiogenesis in allergic diseases. *J Allergy Clin Immunol* **116**(3): 531-536.

113. Reitan RM (1958). Validity of the Trail Making Test as an indicator of organic brain damage. *Perceptual and Motor Skills* **8**: 271-276.

114. Rinck D, Frieling H, Freitag A, Hillemacher T, Bayerlein K, Kornhuber J, Bleich S (2007). Combination of carbohydrate-deficient transferrin, mean corpuscular erythrocyte volume, gamma-glutamyltransferase, homocysteine and folate increase the significance of biological markers in alcohol dependent patients. *Drug Alcohol Depend* **89**(1): 60-65.

115. Ruiz de Almodovar C, Lambrechts D, Mazzone M, Carmeliet P (2009). Role and therapeutic potential of VEGF in nervous system. *Physiol Rev* **89**(2): 607-648.

116. Saldago R, Vermeulen PB, Benoy I, Weytjens R, Huget P, Van Marck E, Dirix LY (1999). Platelet number and interleukin-6 correlate with VEGF but not with bFGF serum levels of advanced cancer patients. *Br J Cancer* **80**(5-6): 892-897.

117. Saunders JB, Aasland OG, Babor TF, de la Fuente JR, Grant M (1993). Development of the Alcohol Use Disorders Identification Test (AUDIT): WHO Col-

laborative Project on Early Detection of Persons with Harmful Alcohol Consumption –II. *Addiction* **88**(6): 791-804.

118. Schratzberger P, Schratzberger G, Silver M, Curry C, Kearney M, Magner M, Alroy J, Adelman LS, Weinberg DH, Ropper AH, Isner JM (2000). Favorable effect of VEGF gene transfer on ischemic peripheral neuropathy. *Nat Med* **6**: 405-413.

119. Seeburg PH (1993). The TINS/TiPS lecture. The molecular biology of mammalian glutamate receptor channels. *Trens Neurosci* **16**(9): 359-365.

120. Segal RA, Greenberg ME (1996). Intracellular signaling pathways activated by neurotrophic factors. *Annu Rev Neurosci* **19**: 463-489.

121. Senger DR, Galli SJ, Dvorak AM, Perruzzi CA, Harvey VS, Dvorak HF (1983). Tumor cells secrete a vascular permeability factor that promotes accumulation of ascites fluid. *Science* **219**(4587): 983-985.

122. Siegmund S, Teyssen S, Singer MV (2002). Alkoholassoziierte Organschäden – gesundheitliche Folgen durch moderaten Alkoholkonsum. *Der Internist* **43**(2): 287-293.

123. Silvermann WF, Krum JM, Mani N, Rosenstein JM (1999). Vascular, glial and neuronal effects of vascular endothelial growth factor in mesencephalic explant cultures. *Neuroscience* **90**: 1529-1541.

124. Skold MK, Kanje M (2008). Vascular endothelial growth factor in central nervous system injuries – a vascular growth factor getting nervous? *Curr Neurovasc Res* **5**(4): 246-259.

125. Soker S, Takashima S, Miao HQ, Neufeld G, Klagsbrun M (1998). Neuropilin-1 is expressed by endothelial and tumor cells as an isoform-specific receptor for vascular endothelial growth factor. *Cell* **92**(6): 735-745.

126. Sondell M, Lundborg G, Kanje M (1999). Vascular endothelial growth factor has neurotrophic activity and stimulates axonal outgrowth, enhancing cell survival and Schwann cell proliferation in the peripheral nervous system. *J Neurosci* **19**(14): 5731-5740.

127. Sondell M, Sundler F, Kanje M (2000). Vascular endothelial growth factor is a neurotrophic factor which stimulates axonal outgrowth through the flk-1 receptor. *Eur J Neurosci* **12**(12): 4243-4254.

128. Soyka M (Hrsg) (1995). Biologische Alkoholismusmarker. Chapman & Hall Weinheim.

129. Soyka M, Bondy B, Eisenburg B, Schütz CG (2000). NMDA receptor challenge with dextromethorphan – subjective response, neuroendocrinological findings and possible clinical implications. *J Neural Transm* **107**(6): 701-714.

130. Soyka M, Preuss U (2003). Bedeutung glutamaterger Mechanismen für die Alkoholabhängigkeit – Ergebnisse genetischer, molekularbiologischer und neuropharmakologischer Studien. *Fortschr Neurol Psychiatr* **71** (Suppl 1): S54-S50.

131. Spielberger CD, Gorsuch RL, Lushene RE (1970). Manual for the State-Trait Anxiety Inventory. Consulting Psychologists Press, Inc: Consulting Psychologists Press, Inc.

132. Stibler H (1991). Carbohydrate-deficient transferrin in serum: a new marker of potentially harmful alcohol consumption reviewed. *Clin Chem* **37**(12): 2029-2037.

133. Takahashi T, Ueno H, Shibuya M (1999). VEGF activates protein kinase C-dependent, but Ras-independent Raf-MEK-MAP kinase pathway for DNA synthesis in primary endothelial cells. *Oncogene* **18**(13):2221-2230.

134. Tan IL, van Schijndel RA, Pouwels PJ, van Walderveen MA, Reichenbach JR, Manoliu RA, Barkhof F (2000). MR venography of multiple sclerosis. *Am J Neuroradiol* **21**(6): 1039-1042.

135. Tan W, Bailey AP, Shparago M, Busby B, Covington J, Johnson JW, Young E, Gu JW (2007). Chronic alcohol consumption stimulates VEGF expression, tumor angiogenesis and progression of melanoma in mice. *Cancer Biol Ther* **6**(8): 1211-1217.

136. Testa U, Pannitteri G, Condorelli GL (2008). Vascular endothelial growth factor in cardiovascular medicine. *J Cardiovascular Med* **9**(12): 1190-1221.

137. Tolosa L, Mir M, Olmos G, Llado J (2009). Vascular endothelial growth factor protects motoneurons from serum deprivation-induced cell death through phosphatidylinosotol 3-kinase-mediated p38 mitogen-activated protein kinase inhibition. *Neuroscience* **158**(4): 1348-1355.

138. Tolosa L, Mir M, Asensio VJ, Olmos G, Llado J (2008). Vascular endothelial growth factor protects spinal cord motoneurons against glutamate-induced excitotoxicity via phosphatidylinositol 3-kinase. *J Neurochem* **105**(4): 1080-1090.

139. Tsai G, Gastfriend DR, Coyle JT (1995). The glutamatergic basis of human alcoholism. *Am J Psychiatrie* **152**(3): 332-340.

140. Verheul R, Van den Brink W, Geerlings P (1999). A three-pathway psychobiological model of craving for alcohol. *Alcohol and Alcoholism* **34**(2): 197-222.

141. Wang L, Chopp M, Gregg SR, Zhang RL, Teng H, Jiang A, Feng Y, Zhang ZG (2008). Neural progenitor cells treated with EPO induce angiogenesis through the production of VEGF. *J Cereb Blood Flow Metab* **28**(7): 1361-1368.

142. Wick A, Wick W, Waltenberger J, Weller M, Dichgans J, Schulz JB (2002). Neuroprotection by hypoxic preconditioning requires sequential activation of vascular endothelial growth factor receptor and Akt. *J Neurosci* **22**(15): 6401-6407.

143. World Health Organization (WHO) (2004). Status Report on Alcohol.

144. Wrase J, Grusser SM, Heinz A (2006). Reizinduziertes Alkoholverlangen. Grundlagen und klinische Bedeutung. *Nervenarzt* **77** (9): 1051-1063.

145. Yoo PS, Mulkeen Al, Cha CH (2006). Post-transcriptional regulation of vascular endothelial growth factor: implications for tumor angiogenesis. *World J Gastroenterol* **12**(31): 4937-4942.

146. Zachary I (2003). VEGF signalling: integration and multitasking in endothelial cell biology. *Biochem Soc Trans* **31**(Pt.6): 1171-1177.

147. Zachary I (2005). Neuroprotective role of vascular endothelial growth factor: signalling mechanisms, biological function, and therapeutic potential. *Neurosignals* **14**(5): 207-221.

148. Zhu Y, Jin K, Mao XO, Greenberg DA (2003). Vascular endothelial growth factor promotes proliferation of cortical neuron precursors by regulating E2F expression. *FASEB J* **17**(2): 186-193.

16. Abkürzungsverzeichnis

AAK	= Atemalkoholkonzentration
ALITA	= ambulante Langzeit-Intensivtherapie für Alkoholkranke
ALS	= Amyotrophe Lateralsklerose
ALT/GPT	= Alanin-Aminotransferase/Glutamat-Pyruvat-Transaminase
AST/GOT	= Aspartat-Aminotransferase/Glutamat-Oxalacetat-Transaminase
AUDIT	= Alcohol Use Disorders Identification-Test
BDI	= Beck Depressionsinventar
BSA	= bovines Serum Albumin
CAGE	= Cut down drinking-Annoyance-Guilty-Eye opener-Test
CDT	= Carbohydrat-defizientes Transferrin
CIDI	= Composite International Diagnostic Interview
CRH	= Corticotropin-releasing Hormon
DHS	= Deutsche Hauptstelle für Suchtfragen e.V.
DSM IV	= Diagnostic and Statistical Manual of Mental Disorders-IV
ELISA	= Enzyme Linked Immunosorbent Assay
ERK 1/2	= extrazellulär signalregulierte Kinase 1/2
GABA	= Gamma-Amino-Buttersäure
GGT	= Gamma-Glutamyl-Transferase
GLDH	= Glutamat-Dehydrogenase
HCSs	= hepatische Sternzellen
HIF	= Hypoxia-Inducible Transkriptionsfaktor
HPA-Achse	= Hypothalamus-Hypophysen-Nebennierenrinden-Achse
HSPG	= Heparin-Sulfat-Proteoglykan
ICD-10	= International classification of diseases-10
IGF-1	= Insulin-like Growth Factor-1
MALT	= Münchner Alkoholismus-Test
MAPK	= mitogen-aktivierte Proteinkinase
MAST	= Michigan Alcohol Screening Test
MCV	= mittleres korpuskuläres Volumen der Erythrozyten
mRNA	= messenger-RNA (Ribonukleinsäure)

MS	= Multiple Sklerose
NGF	= Nerve Growth Factor
NMDA-Rezeptoren	= N-Methyl-D-Aspartat-Rezeptoren
NP	= Neuropilin
NR2B-Rezeptor	= N-Methyl-D-Aspartat 2b-Rezeptor Subtyp
OCDS	= Obsessive Compulsive Drinking Scale (OCDS)
PACS	= Penn Alcohol Craving Scale
PASW	= Predictive Analytics Software
PBS-Lösung	= Phosphat buffered saline Lösung
PGE2	= Prostaglandin E2
PIGF	= Placental Growth Factor
PKC	= Proteinkinase C
PLCγ	= Phospholipase C-γ
PI3K	= Phosphatidylinositol 3-kinase
SCAN	= Schedules for Clinical Assessment in Neuropsychiatry (WHO)
PNS	= Peripheres Nervensystem
SESA	= Skala zur Erfassung der Schwere der Alkoholabhängigkeit
STAI I und II	= State-Trait-Anxiety Inventory I und II
TMT A und B	= Trail Making Test A und B
VAS	= Visuelle Analogskala (VAS)
VEGF-A	= Vascular Endothelial Growth Factor
WHO	= Weltgesundheitsorganisation
Y-BOCS	= Yale-Brown Obsessive Compulsive Scale
ZNS	= Zentrales Nervensystem

17. Veröffentlichung

Publikation der Ergebnisse dieser Arbeit:

Heberlein A, Muschler MA, Lenz B, Frieling H, <u>Büchl C</u>, Gröschl M, Riera R, Kornhuber J, Bleich S, Hillemacher T (2010). Serum levels of Vascular Endothelial Growth Factor A increase during alcohol withdrawal. Addict Biol, in press.

18. Danksagung

Ich danke an dieser Stelle Herrn PD Dr. Hillemacher für die Überlassung des Themas dieser Arbeit. Ein ganz besonderer Dank gilt Frau Dr. Annemarie Heberlein für die engagierte Betreuung und die fortwährende intensive und herzliche Art der Motivation in jeder Phase der Entstehung dieser Arbeit. Mit Problemen und Fragen das Thema dieser Arbeit betreffend konnte ich mich jederzeit an sie wenden und stets sachkundigen und wertvollen Rat einholen.

Danken an dieser Stelle möchte ich auch besonders meiner Tochter Rebecca. Diese Arbeit wäre ohne ihre Hilfe nicht möglich gewesen. Nur mit ihrer Unterstützung und Motivation habe ich die Gelegenheit erhalten an der Psychiatrischen und Psychotherapeutischen Klinik der Friedrich-Alexander-Universität Erlangen-Nürnberg diese Arbeit zu erstellen. Ich danke ihrer tatkräftigen Hilfe von Beginn an.

Zum Schluss möchte ich mich noch bei den freiwilligen Probanden bedanken. Ihre aktive und engagierte Mitarbeit war beeindruckend.

19. Lebenslauf

Persönliche Daten:

Name: Christa Maria Büchl geb. Kugler
Geburtsdatum: 30. Juni 1962

Studium:

1983-1984: TU München
Fachrichtung: Mathematik/Wirtschaft
1984-1991: FU Berlin
Fachrichtung: Humanmedizin

Arzttätigkeit im Krankenhaus mit Facharzterwerb:

1992-2000: Psychiatrische Klinik im Klinikum Ingolstadt
1992-1994: Ärztin im Praktikum
1994-1999: Assistenzärztin
23. Februar 1999: Facharztanerkennung zur Psychiaterin
1999-2000: Oberärztin

Arzttätigkeit im Gesundheitsamt mit Facharzterwerb:

2000-2010: Städtisches Gesundheitsamt Ingolstadt
Tätigkeit als Amtsärztin
01. Juli 2004: Facharztanerkennung für das
Öffentliche Gesundheitswesen

Christa Büchl

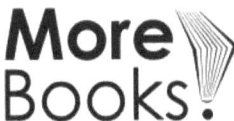
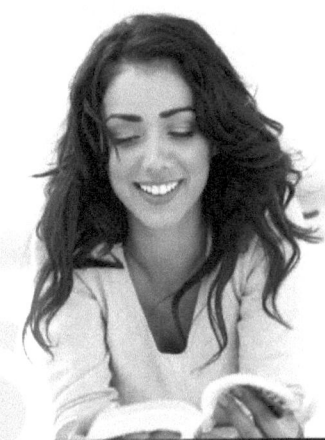

I want morebooks!

Buy your books fast and straightforward online - at one of world's fastest growing online book stores! Environmentally sound due to Print-on-Demand technologies.

Buy your books online at
www.morebooks.shop

Kaufen Sie Ihre Bücher schnell und unkompliziert online – auf einer der am schnellsten wachsenden Buchhandelsplattformen weltweit! Dank Print-On-Demand umwelt- und ressourcenschonend produziert.

Bücher schneller online kaufen
www.morebooks.shop

KS OmniScriptum Publishing
Brivibas gatve 197
LV-1039 Riga, Latvia
Telefax: +371 686 204 55

info@omniscriptum.com
www.omniscriptum.com

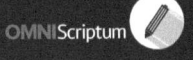

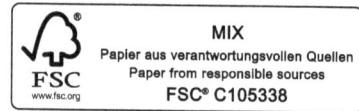

Printed by Books on Demand GmbH, Norderstedt / Germany